「筋膜」より深い「骨膜」にアプローチ

すごい骨膜ストレッチ

柔道整復師

うちだゆうじ

KADOKAWA

はじめに

一度で実感できるから、もう整体院はいらない

はじめまして。旅する整体師のうちだゆうじです。

私は施術する場所を設けずに、全国各地、旅をしながら整体師として活動しています。

なぜ、整体院を設けないのか。それは一度の施術できちんと変化を実感できるから。

あとは、ご自宅で簡単なセルフケアをするだけで、体をいい状態にキープできるので、整体院に通っていただく必要がないのです。

さらに、腰痛や肩コリなどによる痛みや悩みを抱えている人をひとりでも多く健康な状態にしたいという思いから、来ていただくのではなく、日本中どこへでもこちらから出向いて施術するスタイルをとっています。

つらい腰痛や肩コリで悩んでいる方が何度も整体院に通わなくてはならないというのは、体に負担がかかるだけ。

一度でしっかり改善できる体にするのが私の仕事だと思っています。

ではなぜ一度の施術で変化が出るのか、そしてそれを持続できるのか。

それは、痛みの根源となる深層部分にアプローチする独自のメソッドで施術しているからです。マッサージやストレッチというと、筋肉の表層部にアプローチするのが一般的な方法です。確かに、一時的にラクになった、よくなったように思えます。しかし、ハリやコリの根本的な原因を取り除けていないため、時間がたてば再びハリやコリを感じるようになり、施術を繰り返すことになってしまいます。そのため、セルフケアしていても効果を感じられない、ということになるのです。

本書で紹介する「骨膜ストレッチ」は、体の痛みや悩みの根本となる深層部分にアプローチすることで、筋肉だけでなく、骨格のポジションも正すことができ、体全体のバランスを整えられます。

しかも、1回たったの1分でＯＫ！　整体やマッサージに通わなくても、だれでも簡単に自宅でセルフケアできるのが特徴です。

この骨膜ストレッチは、続けることで永遠に体をいい状態に保てます。いつから始めても、だれがやっても効果を実感できます。

さあ、あなたも体が変わる、自分が変わる、人生が変わる瞬間を体験してみませんか。

令和5年8月吉日　うちだゆうじ

PART 1
なぜ、たった一度で違いを実感できるのか
「骨膜ストレッチ」のすごさを知ろう！

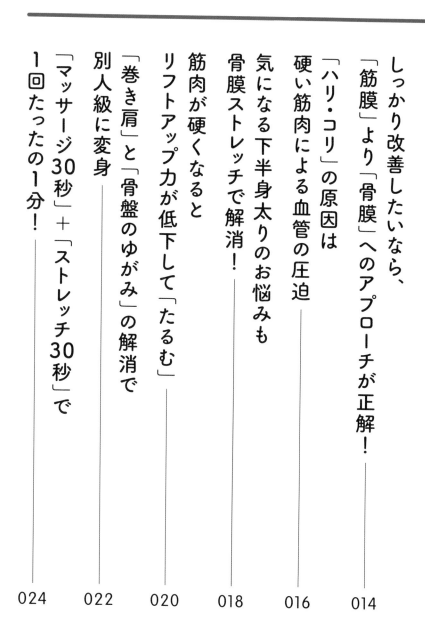

PART 2

1回たったの1分でOK! セルフケアでみるみる改善されていく

症状別 骨膜ストレッチ

本書の使い方

本書では腰痛、肩コリ、ぽっこりお腹の解消、二の腕・背中やせ、フェイスラインとまぶたのリフトアップ、脚やせのメソッドを紹介しています。必ずどの項目も、まず体がどのような状態かをチェックします。そして骨膜マッサージでほぐしてからメインのストレッチへと段階を踏んで行います。
ここではそれぞれのページの見方をご紹介します。

※本書の注意事項

・マッサージは痛気持ちいい程度にとどめる 。
・痛みやもみ返しがあればすぐに止める。
・ケガをしているときや発熱時は行わない。

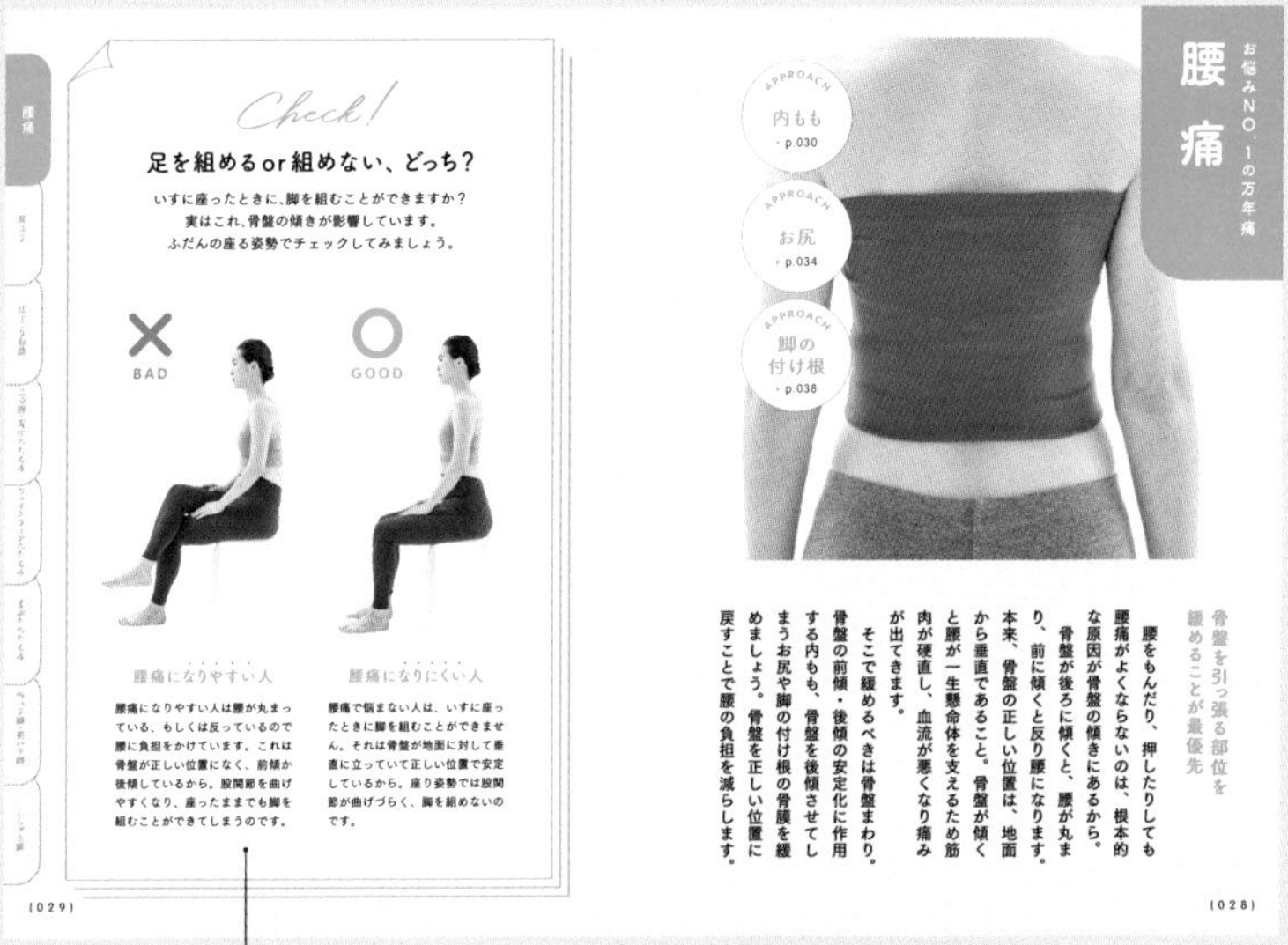
腰痛

お悩みNO.1の万年痛

APPROACH 内もも ▸ p.030

APPROACH お尻 ▸ p.034

APPROACH 脚の付け根 ▸ p.038

骨盤を引っ張る部位を緩めることが最優先

腰をもんだり、押したりしても腰痛がよくならないのは、根本的な原因が骨盤の傾きにあるから。

骨盤が後ろに傾くと、腰が丸まり、前に傾くと反り腰になります。本来、骨盤の正しい位置は、地面から垂直であること。骨盤が傾くと腰が一生懸命体を支えるため筋肉が硬直し、血流が悪くなり痛みが出てきます。

そこで緩めるべきは骨盤まわり。骨盤の前傾・後傾の安定化に作用する内もも、骨盤を後傾させてしまうお尻や脚の付け根の骨膜を緩めましょう。骨盤を正しい位置に戻すことで腰の負担を減らします。

(028)

腰痛

Check!

足を組めるor組めない、どっち?

いすに座ったときに、脚を組むことができますか?
実はこれ、骨盤の傾きが影響しています。
ふだんの座る姿勢でチェックしてみましょう。

BAD

GOOD

腰痛になりやすい人

腰痛になりやすい人は腰が丸まっている、もしくは反っているので腰に負担をかけています。これは骨盤が正しい位置になく、前傾か後傾しているから。股関節を曲げやすくなり、座ったままでも脚を組むことができてしまうのです。

腰痛になりにくい人

腰痛で悩まない人は、いすに座ったときに脚を組むことができません。それは骨盤が地面に対して垂直に立っていて正しい位置で安定しているから。座り姿勢では股関節が曲げづらく、脚を組めないのです。

(029)

骨膜マッサージとストレッチを行う前に骨格の状態をチェック。できるorできない、左右差があるなどの状態を覚えておきましょう。マッサージとストレッチ後、再度チェックして違いを感じてください。

腰痛からフェイスラインのたるみ、ししゃも脚まで8つの悩みを解決するメソッドを紹介。各症状の扉ページにはアプローチする部位と掲載ページが表示してあります。

ストレッチの効果をより高めるための準備運動としてまずマッサージを！

マッサージを行う時間は基本は30秒。筋肉のハリや痛みがなくなれば短くてもOK。

マッサージのポイントをレクチャー。ここを押さえることで最大限の効果を期待！

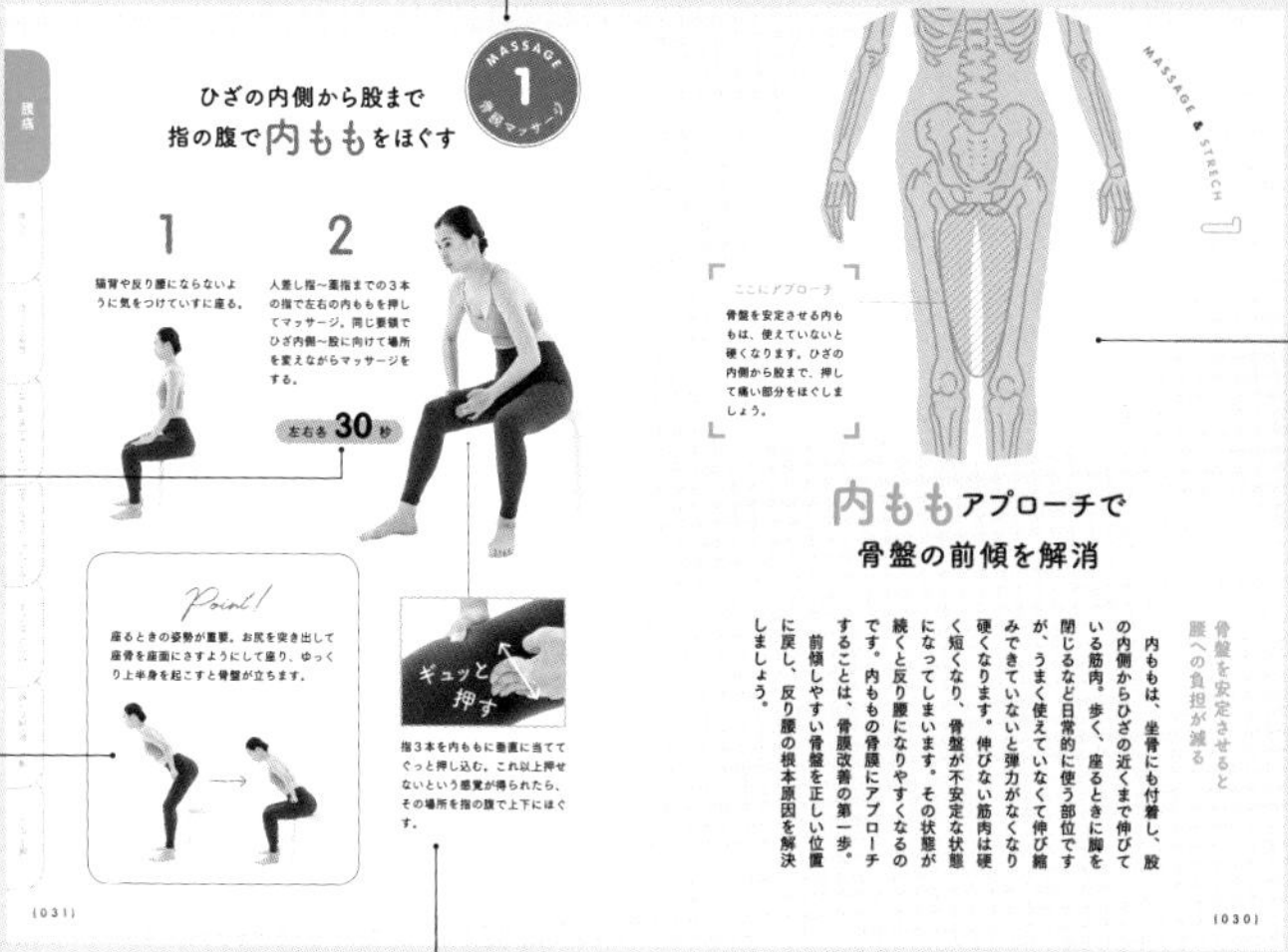
MASSAGE & STRECH 1

ここにアプローチ
骨盤を安定させる内ももは、使えていないと硬くなります。ひざの内側から股まで、押して痛い部分をほぐしましょう。

内ももアプローチで
骨盤の前傾を解消

骨盤を安定させると
腰への負担が減る

内ももは、坐骨にも付着し、股の内側からひざの近くまで伸びている筋肉。歩く、座るときに脚を閉じるなど日常的に使う部位ですが、うまく使えていなくて伸び縮みできていないと弾力がなくなり硬くなります。伸びない筋肉は硬く短くなり、骨盤が不安定な状態になってしまいます。その状態が続くと反り腰になりやすくなるのです。内ももの骨膜にアプローチすることは、骨膜改善の第一歩。
前傾しやすい骨盤を正しい位置に戻し、反り腰の根本原因を解決しましょう。

(030)

MASSAGE 1 骨膜マッサージ

ひざの内側から股まで
指の腹で内ももをほぐす

腰痛

1
猫背や反り腰にならないように気をつけていすに座る。

2
人差し指〜薬指までの3本の指で左右の内ももを押してマッサージ。同じ要領でひざ内側〜股に向けて場所を変えながらマッサージをする。

左右各30秒

ギュッと押す

指3本を内ももに垂直に当ててぐっと押し込む。これ以上押せないという感覚が得られたら、その場所を指の腹で上下にほぐす。

Point!
座るときの姿勢が重要。お尻を突き出して座骨を座面にさすようにして座り、ゆっくり上半身を起こすと骨盤が立ちます。

(031)

細かい動きや姿勢など、ズームアップ。マッサージの際にどのように圧をかけるのか、どの方向に行うかなどが特に重要。

骨膜マッサージとストレッチのターゲットとなる部分をイラストで紹介。この部位にアプローチすることで、なぜ悩みが解消するのかを説明します。

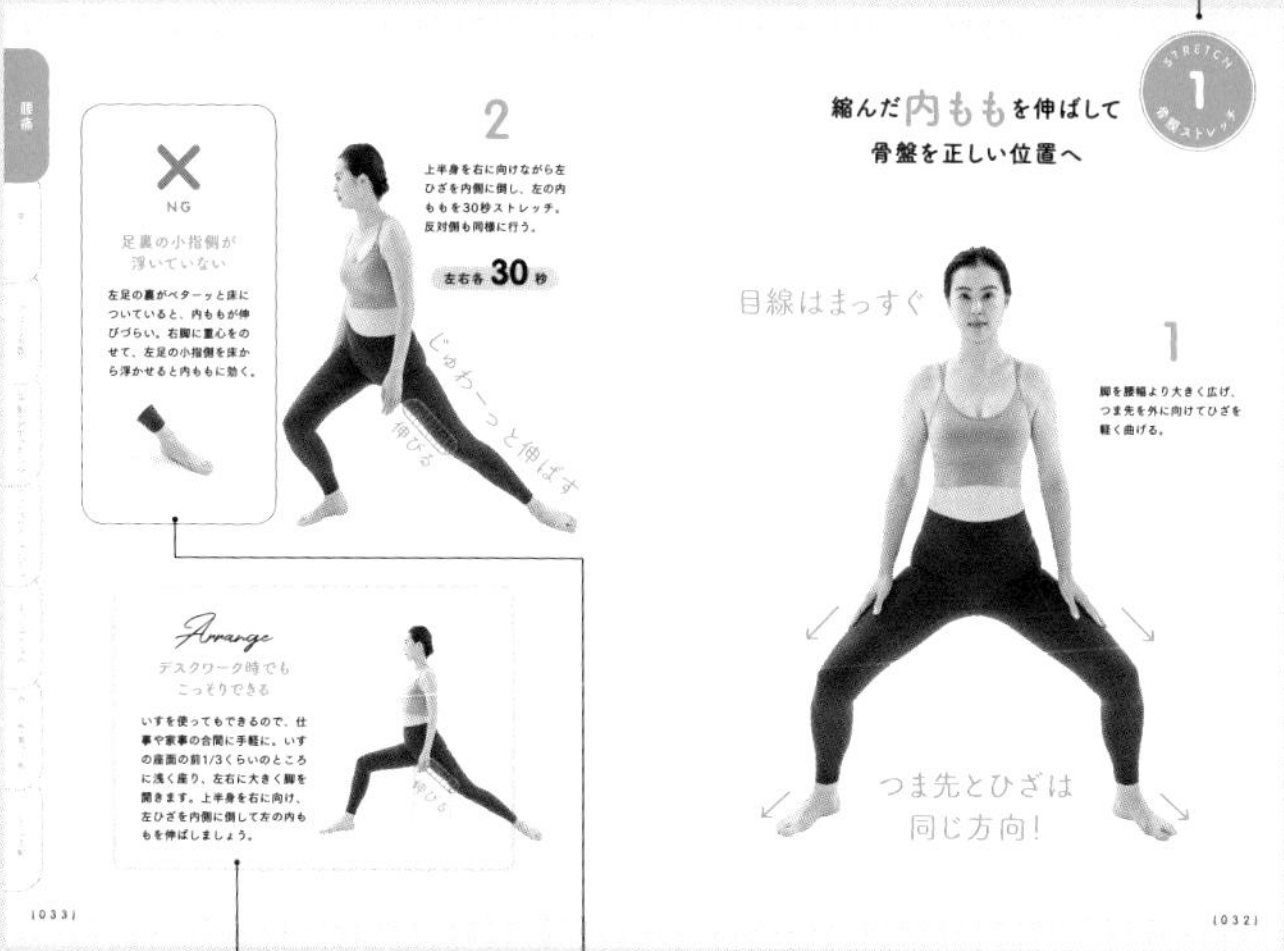
STRETCH 1 骨膜ストレッチ

縮んだ内ももを伸ばして
骨盤を正しい位置へ

目線はまっすぐ

1
脚を腰幅より大きく広げ、つま先を外に向けてひざを軽く曲げる。

つま先とひざは
同じ方向！

(032)

腰痛

2
上半身を右に向けながら左ひざを内側に倒し、左の内ももを30秒ストレッチ。反対側も同様に行う。

左右各30秒

じゅわーっと伸ばす

伸びる

NG
足裏の小指側が浮いていない
左足の裏がベターッと床についていると、内ももが伸びづらい。右脚に重心をのせて、左足の小指側を床から浮かせると内ももに効く。

Arrange
デスクワーク時でもこっそりできる
いすを使ってもできるので、仕事や家事の合間に手軽に。いすの座面の前1/3くらいのところに浅く座り、左右に大きく脚を開きます。上半身を右に向け、左ひざを内側に倒して左の内ももを伸ばしましょう。

伸びる

(033)

1のマッサージが終わったら1のストレッチと必ずセットで行う。

間違えやすいポイントを説明。このポイントを押さえないと効果なし！と心得て。

別の姿勢でもできるなど、バリエーションを紹介。

デザイン	吉田憲司＋矢口莉子（TSUMASAKI）
イラスト	いなばゆみ
撮影	片桐 圭（Lingua franca）
モデル	西秋愛菜
スタイリスト	木村柚加利
ヘアメイク	AKI
校閲	文字工房燦光
編集協力	峯澤美絵
編集	根岸亜紀子（KADOKAWA）

PART 1

なぜ、たった一度で違いを実感できるのか

「骨膜ストレッチ」のすごさを知ろう！

マッサージや整体に通っても痛みが改善しない理由は「骨膜」にあった！

マッサージや整体に通って一時的によくなった気がしたのに、すぐに痛みがぶり返してしまうと感じている人は多いのではないでしょうか。

その理由は体の深層までしっかりほぐれていないから。

マッサージや整体でよく知られている「筋膜」へのアプローチは、筋肉の表層部分をほぐすことで効果が期待できるのです。ですが、実はつらい腰痛や肩コリは、筋膜をほぐしただけでは根本から改善したということにはならないのです。

筋膜のほぐれで得られる効果は一時的なもの。**腰や肩などの痛みに対し根本から改善していくのに重要なのは、筋膜よりもさらに奥にある「骨膜」に注目すること**。この部分をしっかりほぐすことで痛みやコリ、たるみなど体の悩みが劇的に改善されていきます。

人の体は皮膚から骨に向かって皮膚・脂肪・筋膜・筋肉・骨膜・骨という順で層になっていて、骨の集合体である骨格が人間の体の軸となっています。

骨や関節が正しい位置に並んでいれば、体への負荷は少なくなり、新陳代謝もよくなります。

そしてこの骨の位置を調節するのに重要なのが「骨膜」です。

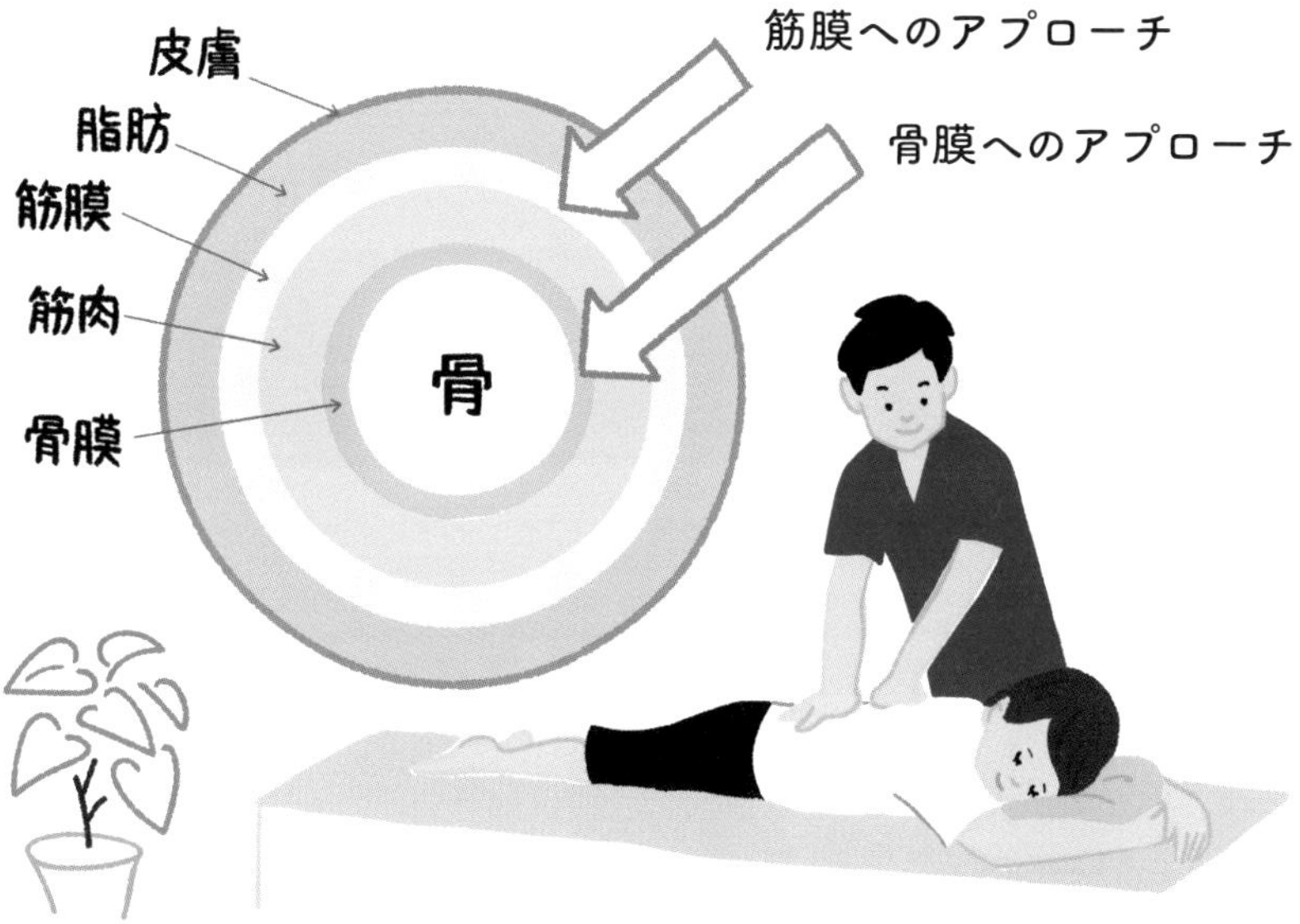

骨膜とは骨を覆う膜のこと。表層から皮膚、脂肪、筋膜、筋肉、骨膜の層になっていて、皮下組織の一番深いところにある。

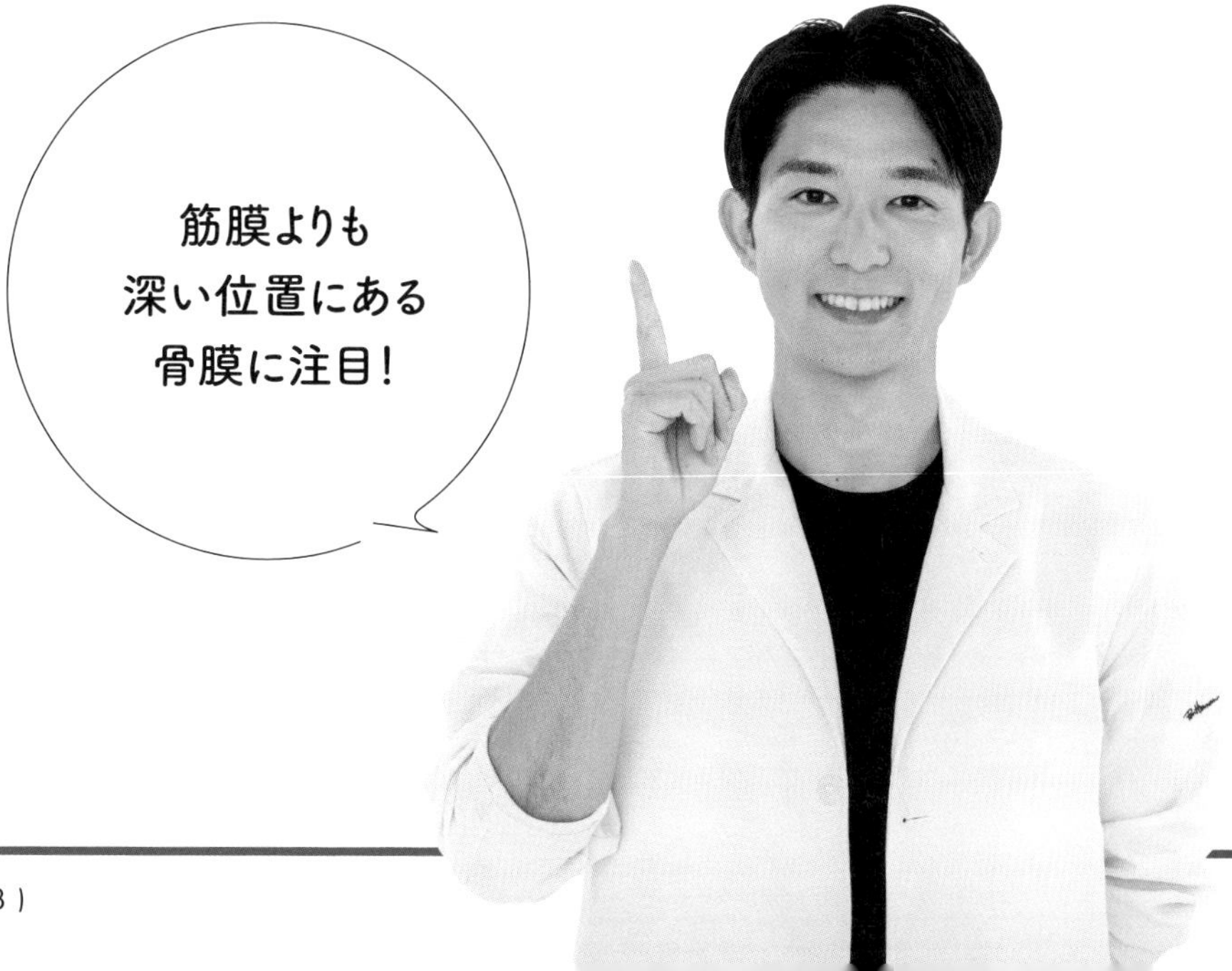

しっかり改善したいなら、「筋膜」より「骨膜」へのアプローチが正解！

筋膜と骨膜の大きな違いは「伸縮性の有無」と「骨に近い場所にあるかどうか」。骨膜は骨と筋肉の間にある膜で、骨と筋肉の位置を固定する役割を担っています。そのため、長時間、間違った姿勢のままでいると、その位置で骨をロックしてしまいます。しかも骨膜は筋膜のような伸縮性がないので、骨をロープでくくるように固くロックして動きを制限します。

これを家に例えるなら、大黒柱が斜めに立って家全体が傾いている状態。この状態で筋膜をほぐしても、大黒柱である骨は間違った位置で骨膜にロックされているため、表層部の筋肉を一時的にほぐすことはできても、根本となる骨の位置が改善されません。そのため、すぐに元の悪い状態に戻ってしまいます。

骨盤矯正のように骨そのものの位置を正せばいいと思うかもしれませんが、筋肉と骨の位置は骨膜でロックされているため、骨だけ動かそうとしても、筋線維に引っ張られてしまい、正しい位置に戻すことはできません。

つまり、**骨と筋肉をつなぐために一度固定された骨膜をほぐしロックを解除したうえで、骨を正しい位置に戻してあげることが必要**なのです。

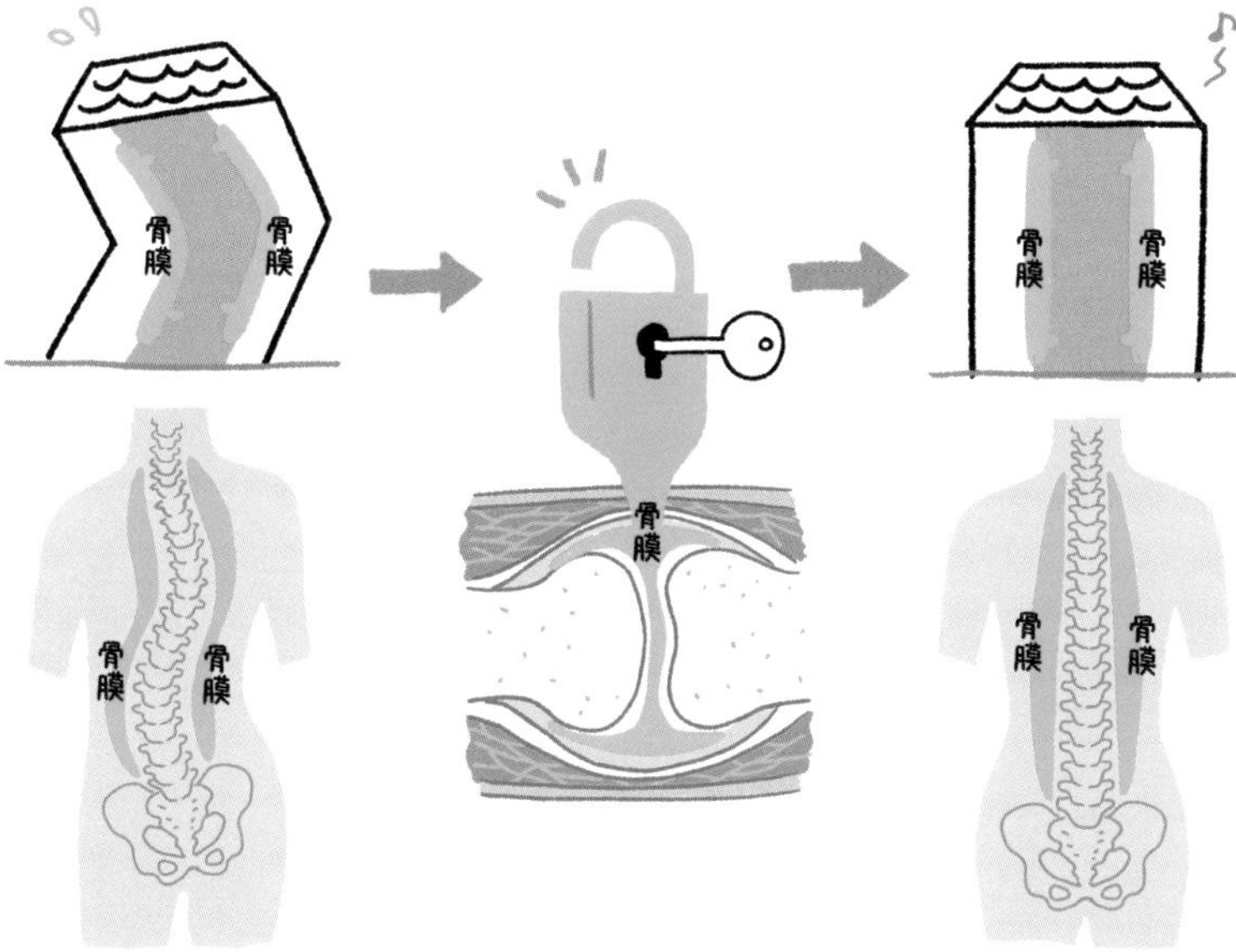

大黒柱となる体の骨格がゆがんだ状態のままではストレッチの効果なし。
まずは硬くなった骨膜をほぐし、正しい位置に戻そう。

また、大黒柱となる骨が間違った位置で固定されてしまうと、筋肉は伸縮性を失って硬くなり、代謝も低下するため、「腰痛」「肩コリ」だけでなく姿勢の崩れによって「たるみ」や「ぽっこりお腹」へとつながってしまうのです。

骨膜をほぐし、骨格を正しい位置でロックし直すことができれば、筋肉に負担をかけないラクな姿勢をキープできるようになるため、筋肉をバランスよく使えるようになって肩コリや腰痛がラクになったという実感が得られます。

さらに、骨膜へのアプローチは、骨格を正しい位置にして体を変えられるので、体のありとあらゆる部位にうれしい変化をもたらすのです。

「ハリ・コリ」の原因は硬い筋肉による血管の圧迫

痛みを起こす大きな原因のひとつとして血流障害があります。特に悩んでいる人が多い腰痛、肩コリはまさにその代表といってもいいでしょう。

血流がよくない部位のほとんどは、触ってみると冷たくて筋肉が硬いのが特徴です。

正しい姿勢のときと、猫背になっているときの差を比べてみるといいでしょう。左ページの写真のように、まずは正しい姿勢でいすに座り、肩関節を外にねじるようにして胸を開き、肩と腰を触ってみてください（写真左）。次に、猫背になり、同じ要領で肩と腰を触ってみましょう（写真右）。猫背のときのほうが正しい姿勢のときよりも筋肉が硬くなっているのがわかると思います。猫背のような悪い姿勢のままでいると背中側の筋肉が引っ張られてしまい、伸び縮みできなくなり、血流が滞って硬くなってしまうのです。

同じようなことが下半身にもいえます。骨盤が後ろに倒れて腰まわりの筋肉は引っ張られ、お腹側は縮んだ状態になります。このように骨格がゆがんでいくと血管の圧迫・筋硬結により筋ポンプ作用が低下し血流障害を起こすことになります。すると酸素や栄養をうまく運ぶことができなくなり、老廃物質が溜まるなどして筋肉が炎症を起こし、痛みへとつながっていくのです。

ふだんデスクワークの多い人は、腰や肩をこまめに触ってチェックしてみてください。

Check!

正しい姿勢と猫背での肩と腰の硬さをチェック

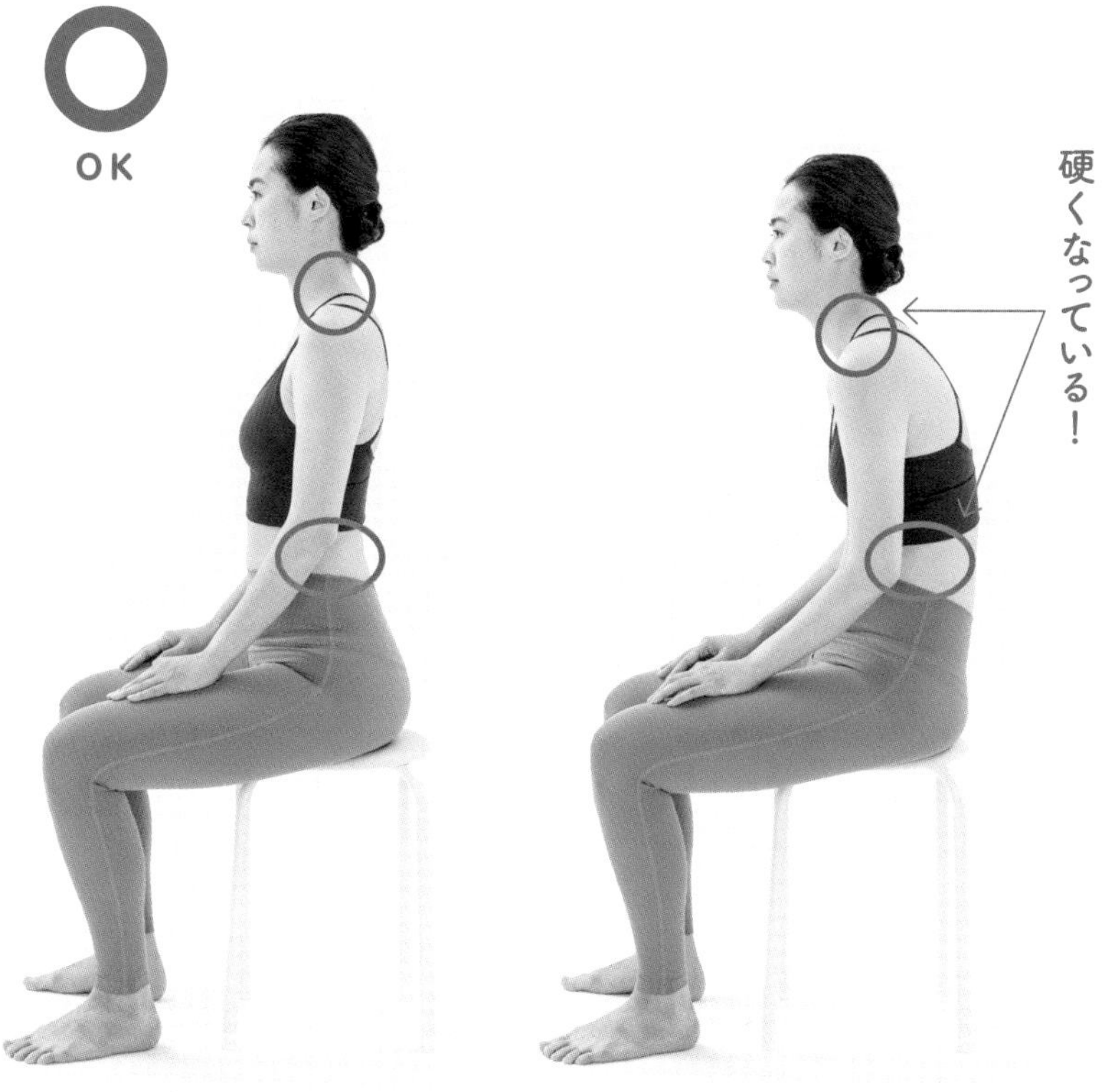

正しい姿勢

骨盤が左右水平になるように、いすに対して垂直に座り、骨盤を立てる。肩関節を外にねじるようにして胸を開く。

誤った姿勢

腰が丸まって骨盤が後ろに倒れている。肩は前に巻いてしまい、首が前に出る。この姿勢だと肩や腰の筋肉が硬くなっている。

気になる下半身太りのお悩みも骨膜ストレッチで解消！

人は年齢を重ねると太りやすくなっていきます。その原因のひとつとして挙げられるのが、基礎代謝の低下です。これは加齢や運動不足などにより筋肉量が減少し、血液循環が滞りやすくなることによるもの。特にデスクワークなどで長時間悪い姿勢のままでいると、筋肉から骨膜にかけての組織が硬くなり、骨盤がゆがんだ状態で記憶されることになります。骨盤は体の中心にあり、上半身と下半身の〝ジョイント〟の役目をしている大切な部分。骨盤がゆがんだ状態のままで記憶されてしまうと体全体のバランスが崩れ太りやすくなるのです。

特に骨盤まわりのゆがみは、ぽっこりお腹や、お尻のたるみ、脚のむくみなどとも大きく関係しています。ぽっこりお腹の人は猫背などで骨盤が後傾してしまっているタイプといえます。また、骨盤が後傾している人はお尻がたるみやすく、脚を組むクセがある人は骨盤がゆがみやすく、お尻や太ももがむくみやすくなります。

こうした状態を改善するには、まずは**ゆがんだ状態で癒着してしまった骨膜をマッサージで緩め、ストレッチで骨格を正しい位置に戻しましょう**。こうすることで、骨全体のバランスが整うだけでなく、骨盤まわりの可動域も広くなり、血液循環やリンパの流れがよくなり、太りにくい体へと改善していくことが可能になります。

傾く

背骨が
曲がりやすく、
猫背にも
なりやすい。

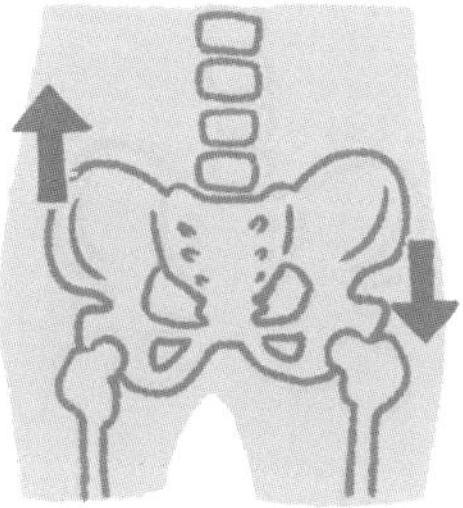

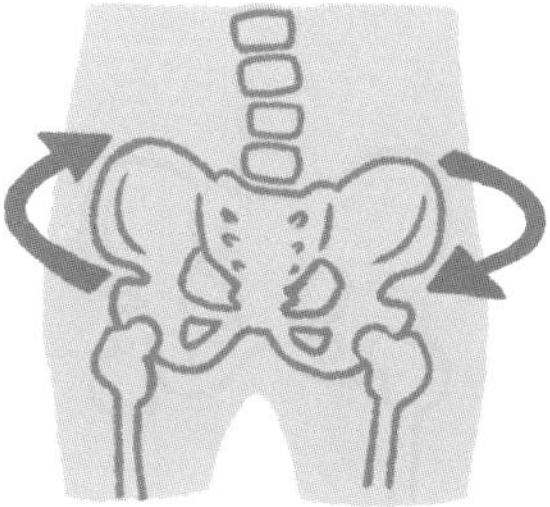

ねじれる

骨盤が
ねじれやすく、
肩コリや腰痛に
なりやすい。

前傾、後傾

骨盤が
後ろに傾くと
ぽっこりお腹に
なりやすい。

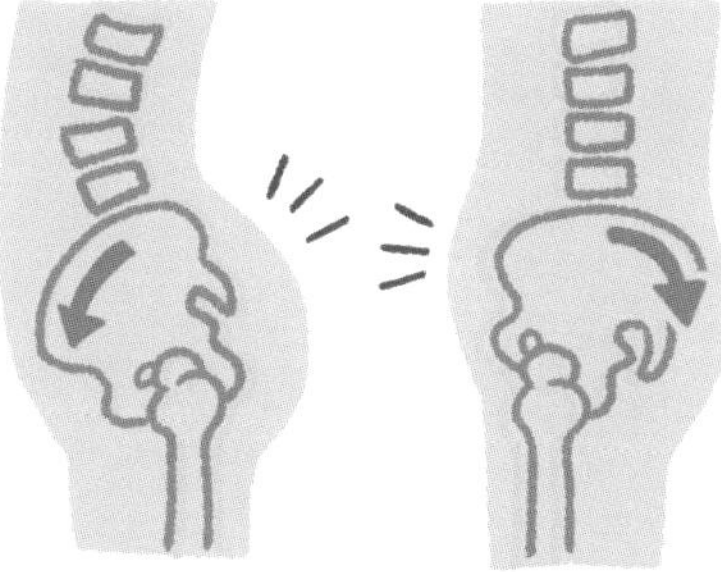

日ごろの姿勢やクセから自分の骨盤のタイプをチェックしてみよう。

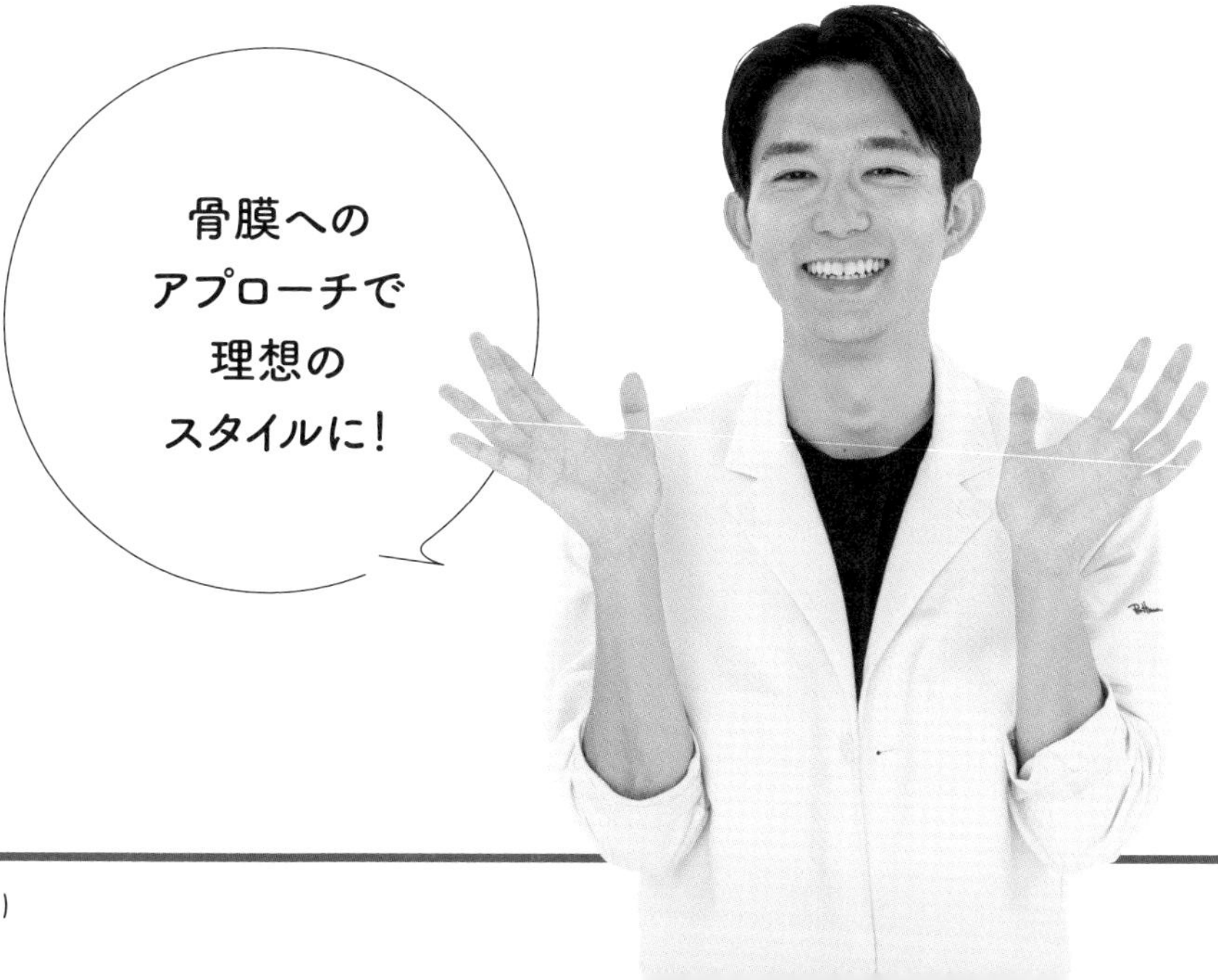

筋肉が硬くなるとリフトアップ力が低下して「たるむ」

お腹や二の腕、太ももの内側、フェイスライン、まぶた……。たるんでほしくない部位ほどたるみやすいもの。しかもたるむことでボディラインやフェイスラインなどのシルエットが変わってしまい、老けて見えるので、ぜひとも食い止めたいものです。

「たるみ」とは筋肉や脂肪が重力にあらがえないことで起こるもの。その原因のひとつが「加齢」。人は加齢によって「筋肉の働きの低下」と「コラーゲン線維の劣化」が起こります。

例えば第一印象を決める顔のたるみも筋力の低下によるもの。これは、ふだんの体の使い方のクセによって頭蓋骨などがゆがむことで、骨膜や筋肉が硬くなることが大きな原因です。

本来、筋肉は《伸ばす》《縮む》の相反する2つの動きをすることで、体を動かしています。しかし筋肉が硬いと、《伸ばす》《縮める》の動きがとても小さくなってしまいます。つまり弾力がないということで、筋肉のパワーが出しづらくなり、リフトアップできなくなります。

また、たんぱく質の一種であるコラーゲン線維は、皮膚や筋肉などにしなやかさを与えてくれます。しかし、加齢で新陳代謝が下がってしまうと肌の弾力やハリが失われ、たるんでしまうのです。**加齢による「筋肉の働きの低下」と「コラーゲン線維の劣化」も、骨膜を緩めて骨格を正すことで、筋肉が柔軟になり代謝が上がるため、食い止められるようになる**のです。

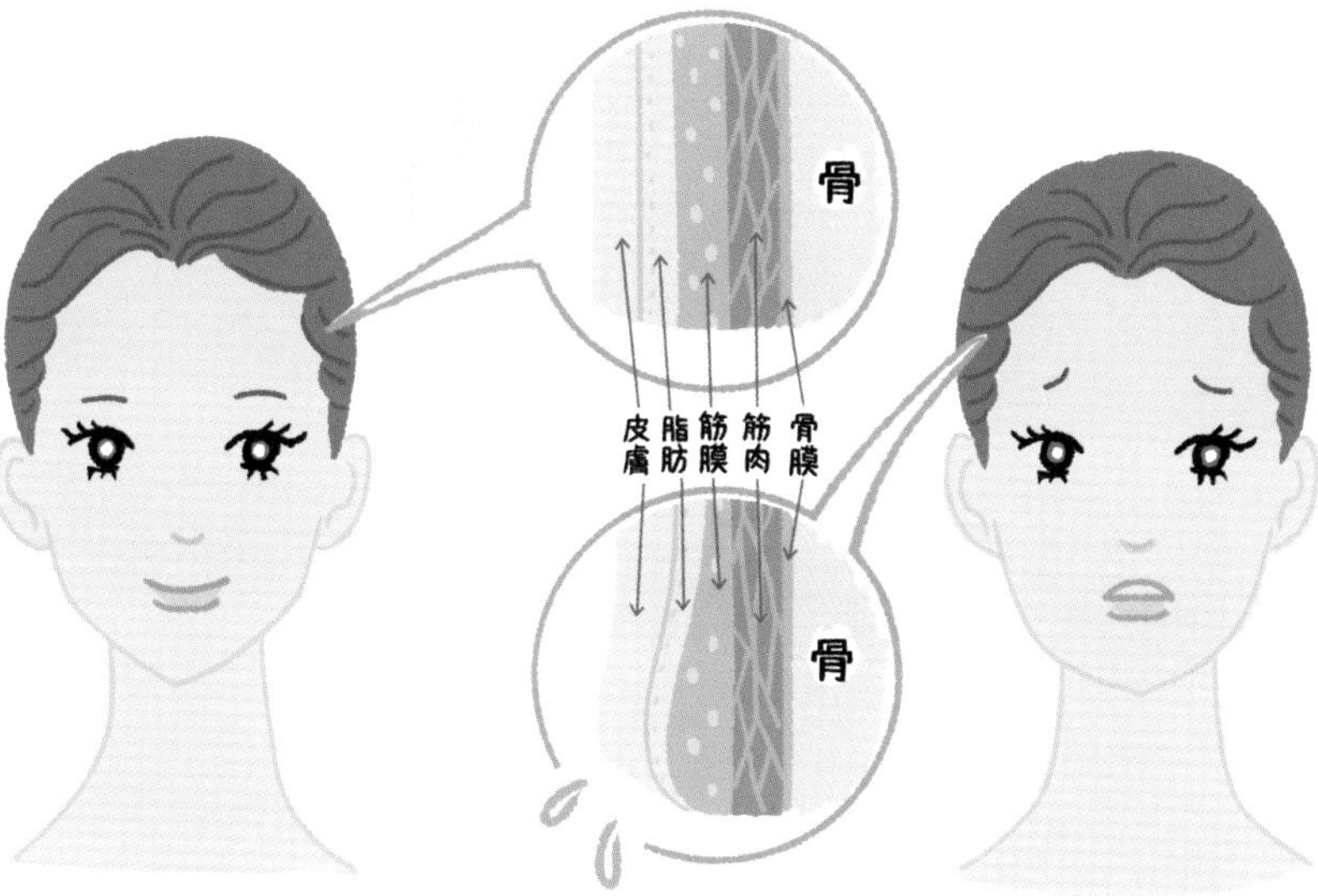

たるみの原因となる箇所の骨膜にアプローチすることで
リフトアップを目指せるようになる。

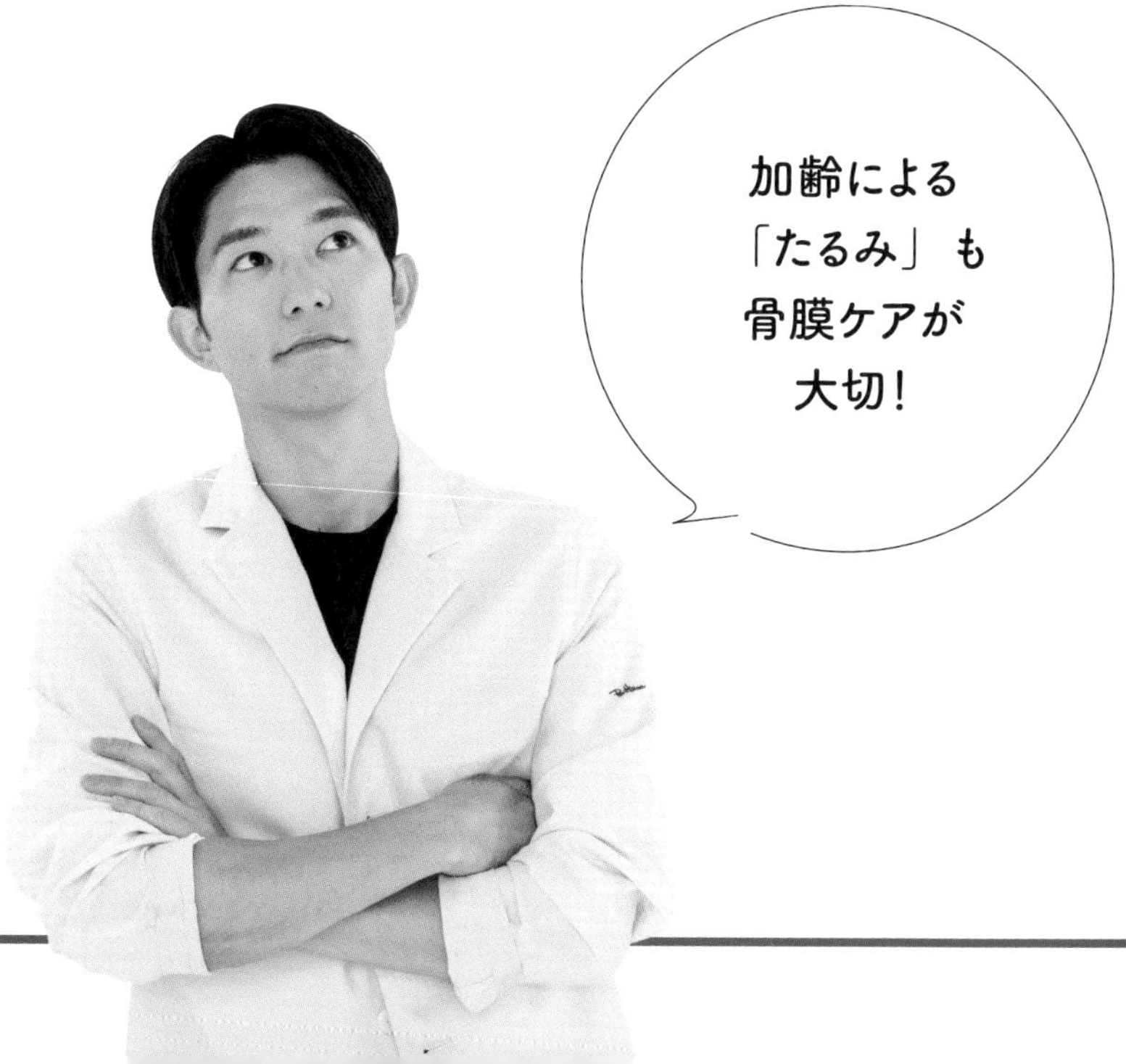

「巻き肩」と「骨盤のゆがみ」の解消で別人級に変身

腰や肩の痛みやコリ、ぽちゃぽちゃした二の腕や太もも、年齢とともに気になるたるみ。人によって悩みは違っても、実は根本にある原因は、骨格のゆがみによって筋肉が、本来の働きをしていないことに大きく起因するということがおわかりいただけたと思います。

しかし、皮膚と違って骨は自分で触ることができません。そこで注目したのが骨格のひとつひとつのパーツである骨を覆っていて、骨の位置を正してロックするのに重要な役割を果たす**「骨膜」へのアプローチ**です。

硬くなった骨膜にアプローチしてほぐすことで、骨格が正しい位置に調整され、結果、正しい姿勢をキープできるようになります。

骨格を整えるために本書では「骨盤」と「肩甲骨」に注目。一見、顔のたるみと肩、腰の痛みに太ももは関係ないと思いがちです。しかし体は骨と筋肉でつながって連動しています。下半身の要である骨盤、上半身の姿勢を作る肩まわりの骨格を中心に整えることが大切です。

骨盤のゆがみを整えることは腰痛の改善や美脚になり、肩甲骨の動きをよくすることで肩コリやぽっこりお腹、二の腕や背中、顔まわりのたるみの解消につながります。

Check!

骨盤のゆがみチェック

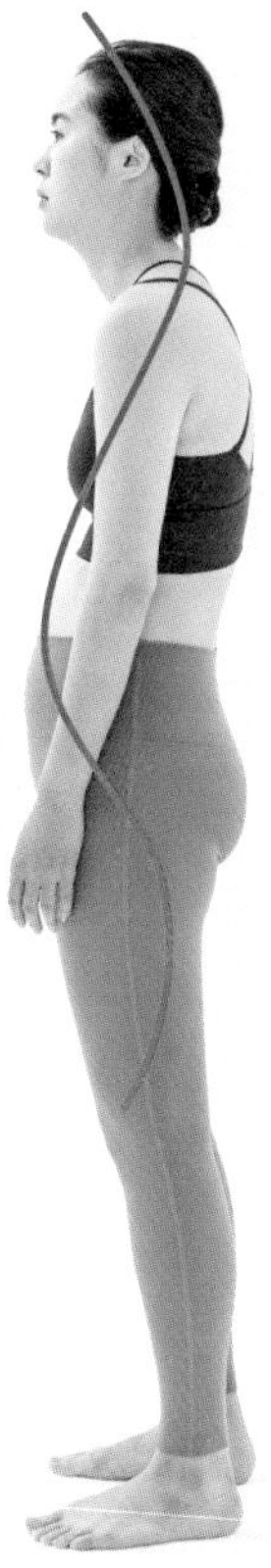

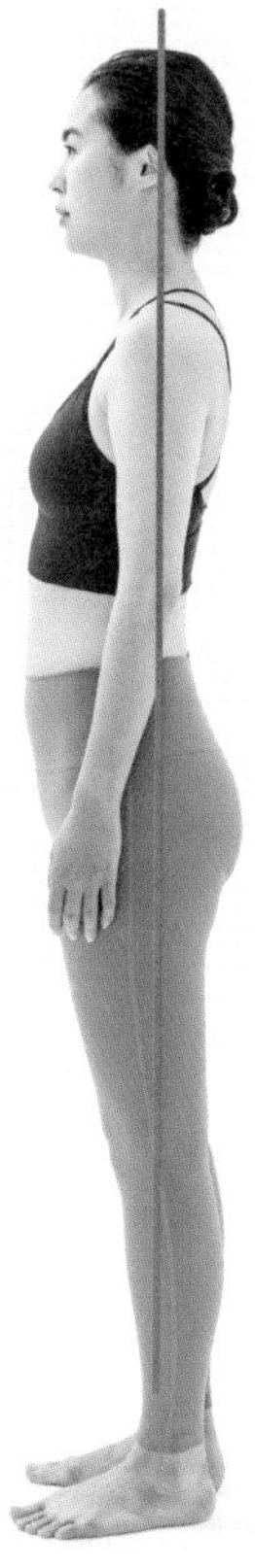

巻き肩で骨盤が後傾している姿勢。巻き肩だと、背中の筋肉が引っ張られ胸まわりが縮む。また頭が体幹部分より前に出て首に負担がかかる。骨盤が後傾していると腰に負担がかかりお腹が前へ突き出る。

肩と頭が一直線上に来ることで、首や肩の負担が軽減。骨盤がまっすぐ立つと、腰が丸まったり反り腰になったりしない。またお腹が突き出ることもない。

「マッサージ30秒」＋「ストレッチ30秒」で1回たったの1分！

硬くなった骨膜を緩める「骨膜ストレッチ」をする前に、必ず行ってほしいのがストレッチをする部分のマッサージです。

「骨膜ストレッチ」では、まず気になる部位をマッサージすることで、しっかりほぐすことが重要なポイントになります。マッサージは必ず深層部までアプローチしましょう。

まずは、**ターゲットとなる部位に手や指を当てたら、垂直に圧をかけてハリや痛みの強い部分を探します。圧をかけるととどまる部分があったらそれが骨。骨膜にアプローチできている目安**です。深層部までアプローチできたら、筋肉の繊維に合わせて上下や左右にほぐしてマッサージをしましょう。これを繰り返すと、筋肉が柔らかくなり、痛みが軽減するのが感じられるようにます。これがほぐれたサインで、筋肉も骨膜も同時にほぐれます。

骨膜は骨に付着しているので、関節の可動域に大きく影響します。骨膜がほぐれていると、関節も動きやすくなり、同時に筋肉が伸び縮みできる範囲も大きくなります。

こうした状態でストレッチをすることで、最大限の効果を出すことができます。

本書では8つの悩みごとに体の状態のチェックを入れています。「マッサージ30秒」＋「ストレッチ30秒」の前後にチェックを行い、変化を確認してみましょう。

骨膜マッサージ ＆ ストレッチのポイント

POINT 1

痛い場所を探して骨に当たるところで30秒圧をかける

アプローチする部分の全体を押しながら痛みやハリのある場所をチェック。そこを指の腹や手で骨に当たるところまで圧をかけたままマッサージをします。

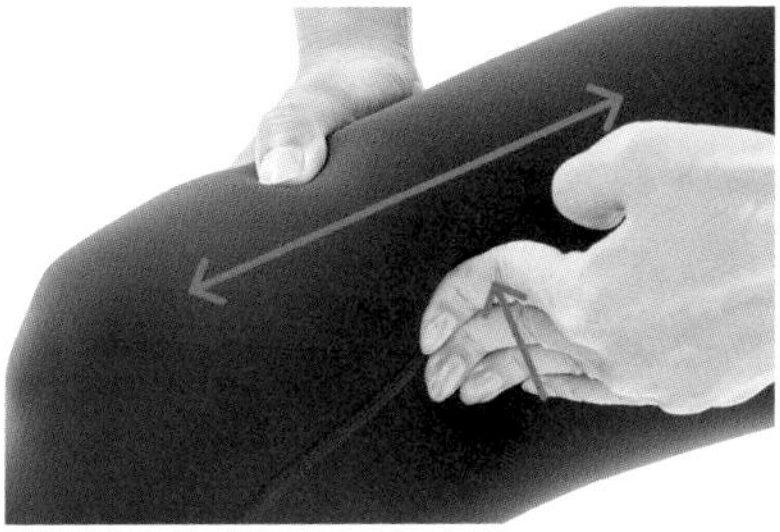

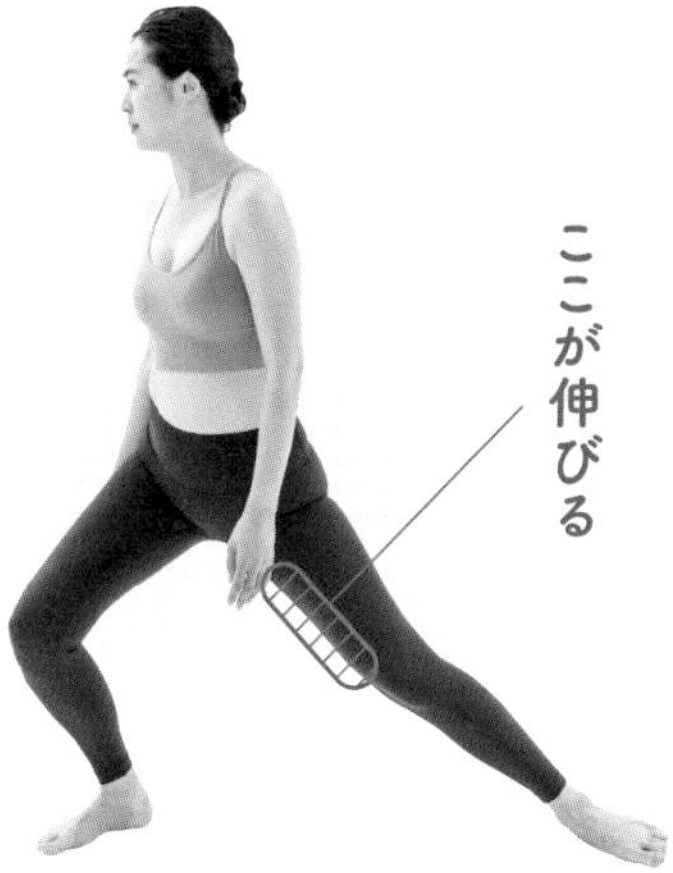

POINT 2

ストレッチされている部位を意識

アプローチする部位がしっかり伸びているか、確認しながら左右のストレッチをしましょう。写真と同じような体勢でも、伸び感を得られない場合は効果がありません。

POINT 3

マッサージとストレッチは必ずセットで行う

マッサージで骨膜を緩めるのはストレッチの効果を高めるために不可欠な準備です。必ずセットで、左右の両方を行うことで、体のバランスが整います。

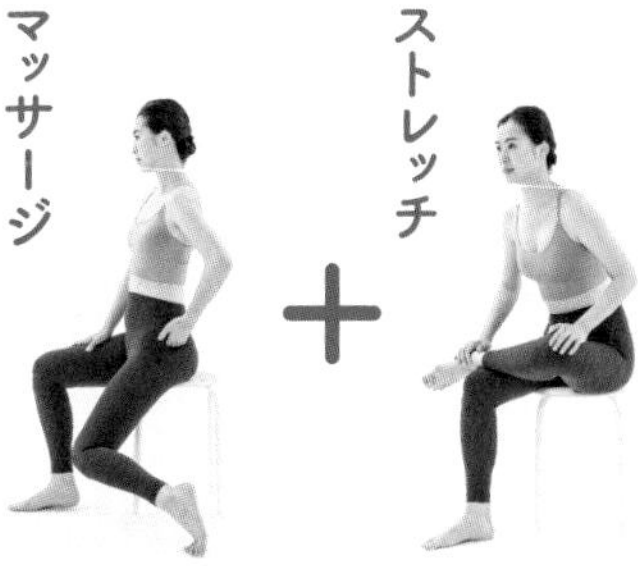

骨膜マッサージ&ストレッチ Q&A

Q

マッサージのときはどのくらいの力を入れればいいですか?

A

圧をかけたときに止まるところまで

指の腹や関節でぐーっと圧をかけたとき、これ以上圧をかけると止まる部分があります。ここが骨なので、骨膜を緩めるには、ここまで圧をかけてから筋肉の繊維に合わせて、上下、左右など動かしてほぐします。

Q

マッサージのとき、圧をかける方向は決まっていますか?

A

基本的には筋肉に対して垂直です

骨膜に正確に圧をかけるには、筋肉に対して垂直に指の腹や関節を当てます。斜めから圧をかけると、骨の際などに当たって痛い場合もありますので注意。また圧をかける部位の力を抜くことも大切。

Q

マッサージとストレッチは長く行ったほうが効果はでますか?

A

時間より回数を重ねるほうが効果的です

本書では痛い部分を中心にほぐします。どんなに痛い部分でも正しい方法なら30秒くらいでほぐれます。同じところに30秒以上マッサージやストレッチを行うより、1日に何度もこまめに行うほうが効果的です。

Q

行うと効果的な時間帯はありますか?

A

いつでもOKです

特に効果的な時間帯があるということはありませんので、1日に何度も、これを継続することが変化を感じるための近道です。仕事や家事の隙間時間や、電車や信号の待ち時間、お風呂に入ったとき、寝る前などに行う習慣をつけましょう。

Q

効果はどれくらいで実感できますか?

A

1回で変化を感じられます

腰痛がラクになった、肩や首のハリがなくなった、歩くのがスムーズになったなど1回のマッサージ&ストレッチで体の変化を感じられます。さらに継続することで、ボディラインも変わってきます。

Q

マッサージやストレッチを行わないほうがいいときはありますか?

A

体調の悪いときや痛みがあるときは避けましょう

発熱しているときや体調が悪いとき、マッサージがうまくいかず痛みがあるときなどは行わないこと。熱が下がり、痛みがなくなり、体調が整うまではマッサージ&ストレッチは避けましょう。

PART

2

1回たったの1分でOK！
セルフケアでみるみる改善されていく

症状別 骨膜ストレッチ

腰痛

お悩みNO.1の万年痛

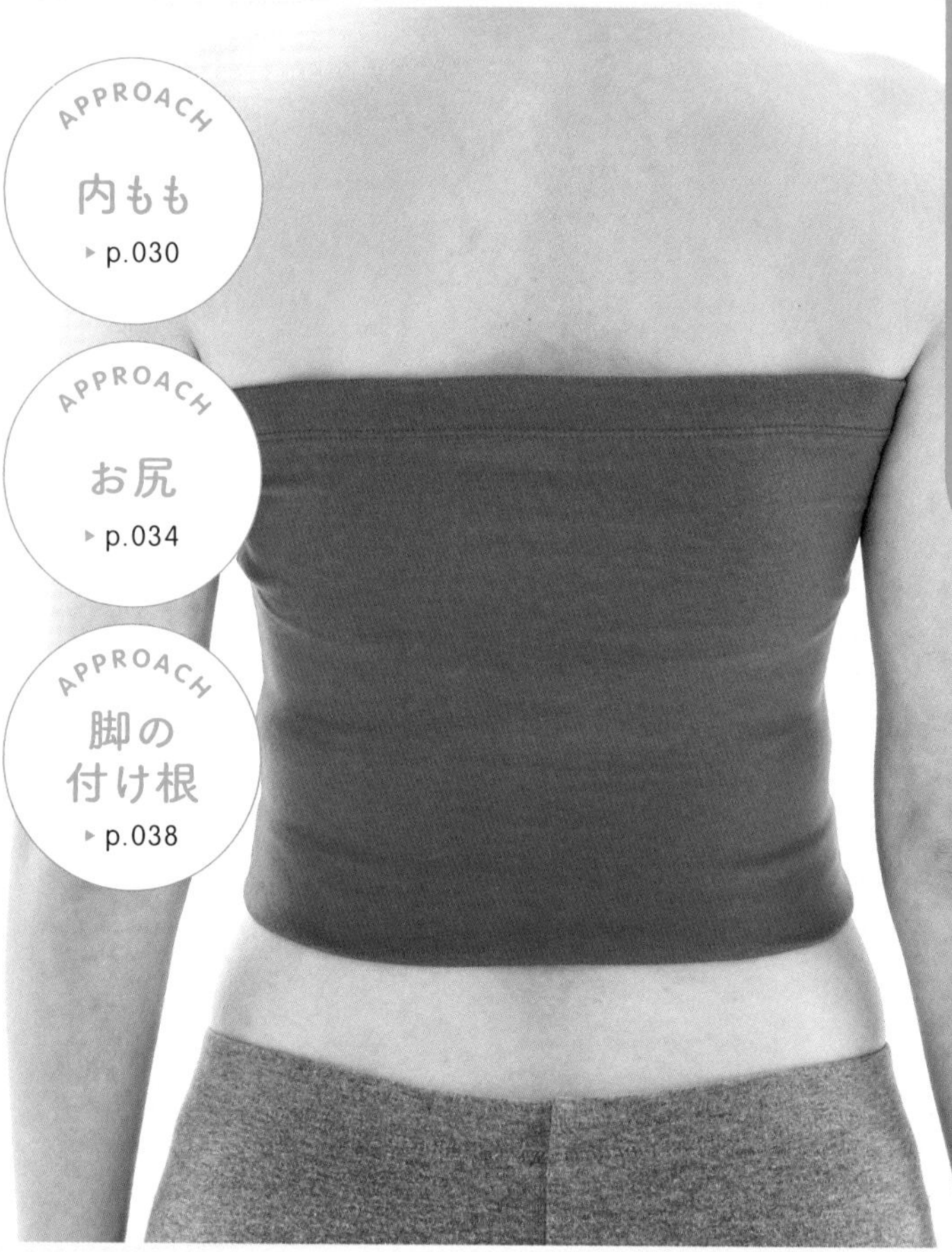

APPROACH
内もも
▸ p.030

APPROACH
お尻
▸ p.034

APPROACH
脚の付け根
▸ p.038

骨盤を引っ張る部位を緩めることが最優先

腰をもんだり、押したりしても腰痛がよくならないのは、根本的な原因が骨盤の傾きにあるから。骨盤が後ろに傾くと、腰が丸まり、前に傾くと反り腰になります。本来、骨盤の正しい位置は、地面から垂直であること。骨盤が傾くと腰が一生懸命体を支えるため筋肉が硬直し、血流が悪くなり痛みが出てきます。

そこで緩めるべきは骨盤まわり。骨盤の前傾・後傾の安定化に作用する内もも、骨盤を後傾させてしまうお尻や脚の付け根の骨膜を緩めましょう。骨盤を正しい位置に戻すことで腰の負担を減らします。

Check!

足を組めるor組めない、どっち？

いすに座ったときに、脚を組むことができますか？
実はこれ、骨盤の傾きが影響しています。
ふだんの座る姿勢でチェックしてみましょう。

BAD

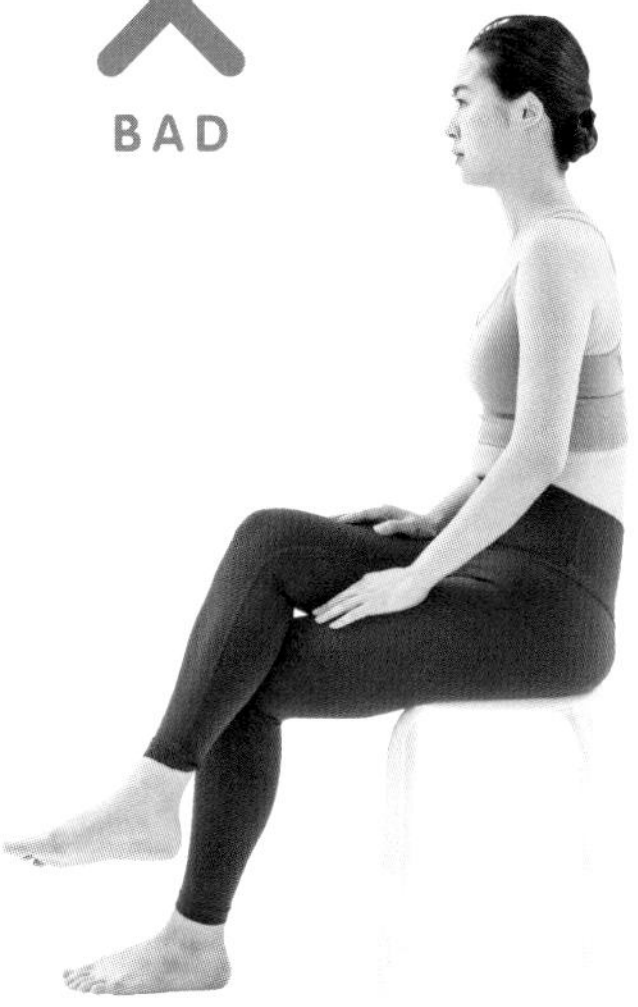

GOOD

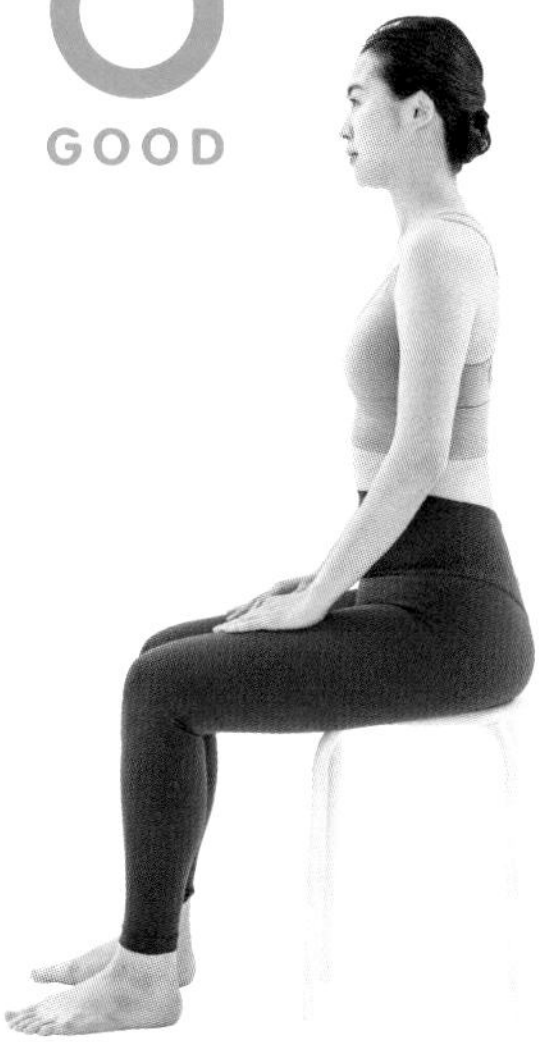

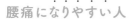

腰痛になりやすい人

腰痛になりやすい人は腰が丸まっている、もしくは反っているので腰に負担をかけています。これは骨盤が正しい位置になく、前傾か後傾しているから。股関節を曲げやすくなり、座ったままでも脚を組むことができてしまうのです。

腰痛になりにくい人

腰痛で悩まない人は、いすに座ったときに脚を組むことができません。それは骨盤が地面に対して垂直に立っていて正しい位置で安定しているから。座り姿勢では股関節が曲げづらく、脚を組めないのです。

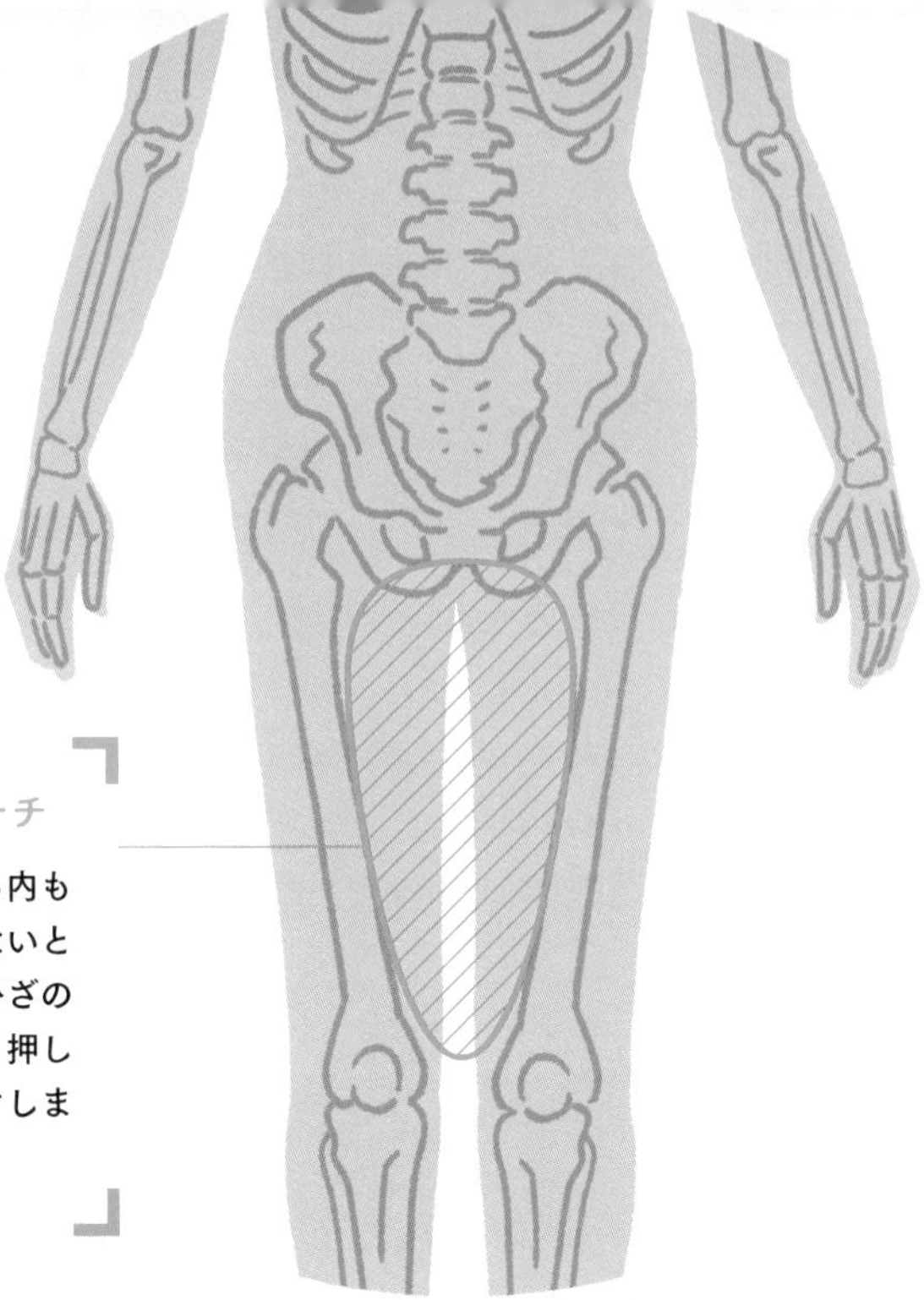

ここにアプローチ

骨盤を安定させる内ももは、使えていないと硬くなります。ひざの内側から股まで、押して痛い部分をほぐしましょう。

内ももアプローチで骨盤の前傾を解消

骨盤を安定させると腰への負担が減る

内ももは、坐骨にも付着し、股の内側からひざの近くまで伸びている筋肉。歩く、座るときに脚を閉じるなど日常的に使う部位ですが、うまく使えていなくて伸び縮みできていないと弾力がなくなり硬くなります。伸びない筋肉は硬く短くなり、骨盤が不安定な状態になってしまいます。その状態が続くと反り腰になりやすくなるのです。内ももの骨膜にアプローチすることは、骨膜改善の第一歩。

前傾しやすい骨盤を正しい位置に戻し、反り腰の根本原因を解決しましょう。

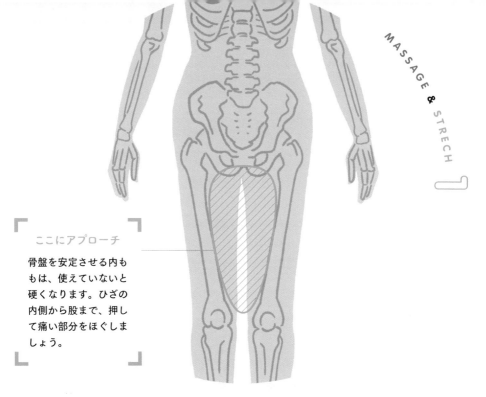

MASSAGE 1 骨膜マッサージ

ひざの内側から股まで 指の腹で内ももをほぐす

1

猫背や反り腰にならないように気をつけていすに座る。

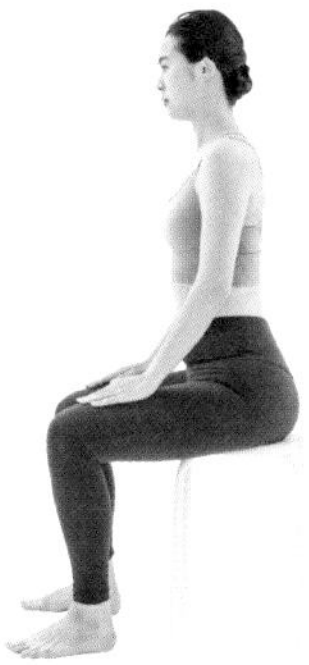

2

人差し指〜薬指までの３本の指で左右の内ももを押してマッサージ。同じ要領でひざ内側〜股に向けて場所を変えながらマッサージをする。

左右各 **30** 秒

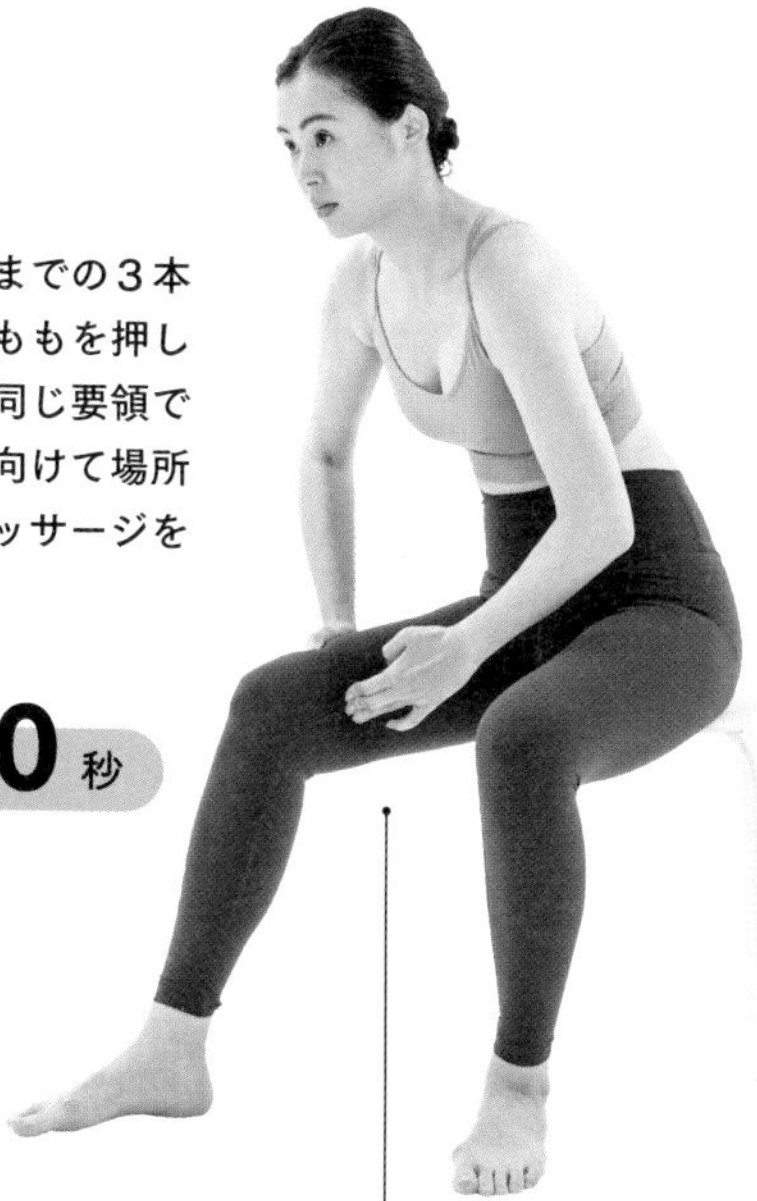

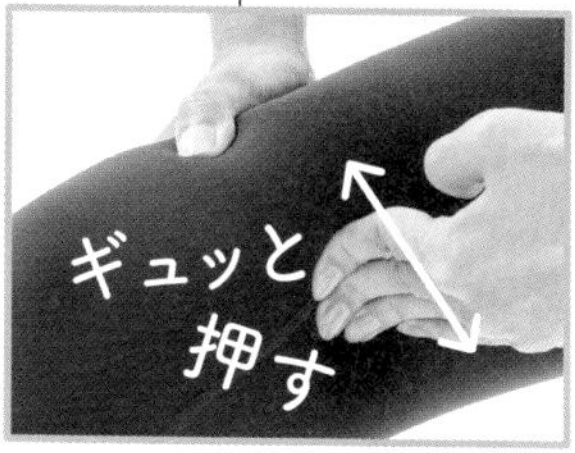

指３本を内ももに垂直に当ててぐっと押し込む。これ以上押せないという感覚が得られたら、その場所を指の腹で上下にほぐす。

Point!

座るときの姿勢が重要。お尻を突き出して座骨を座面にさすようにして座り、ゆっくり上半身を起こすと骨盤が立ちます。

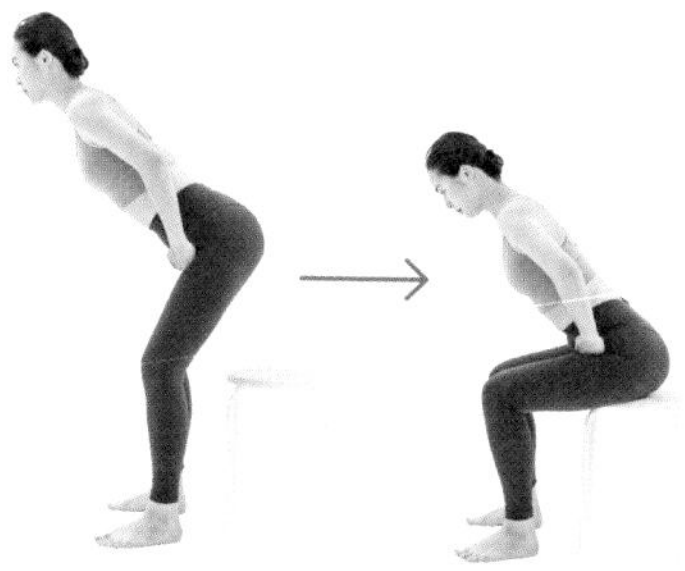

STRETCH
1
骨膜ストレッチ

縮んだ内ももを伸ばして骨盤を正しい位置へ

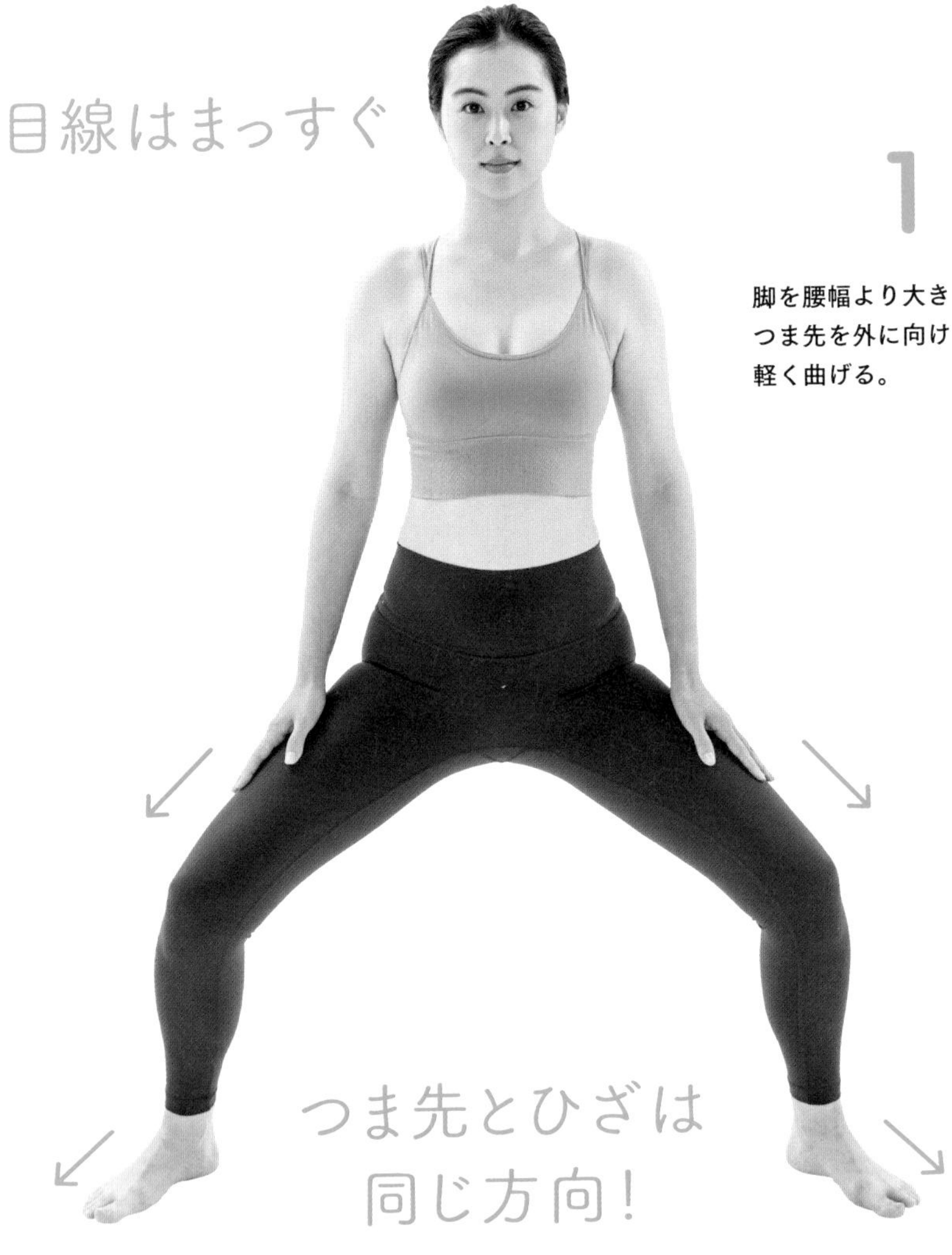

1

脚を腰幅より大きく広げ、つま先を外に向けてひざを軽く曲げる。

2

上半身を右に向けながら左ひざを内側に倒し、左の内ももを30秒ストレッチ。反対側も同様に行う。

左右各 **30** 秒

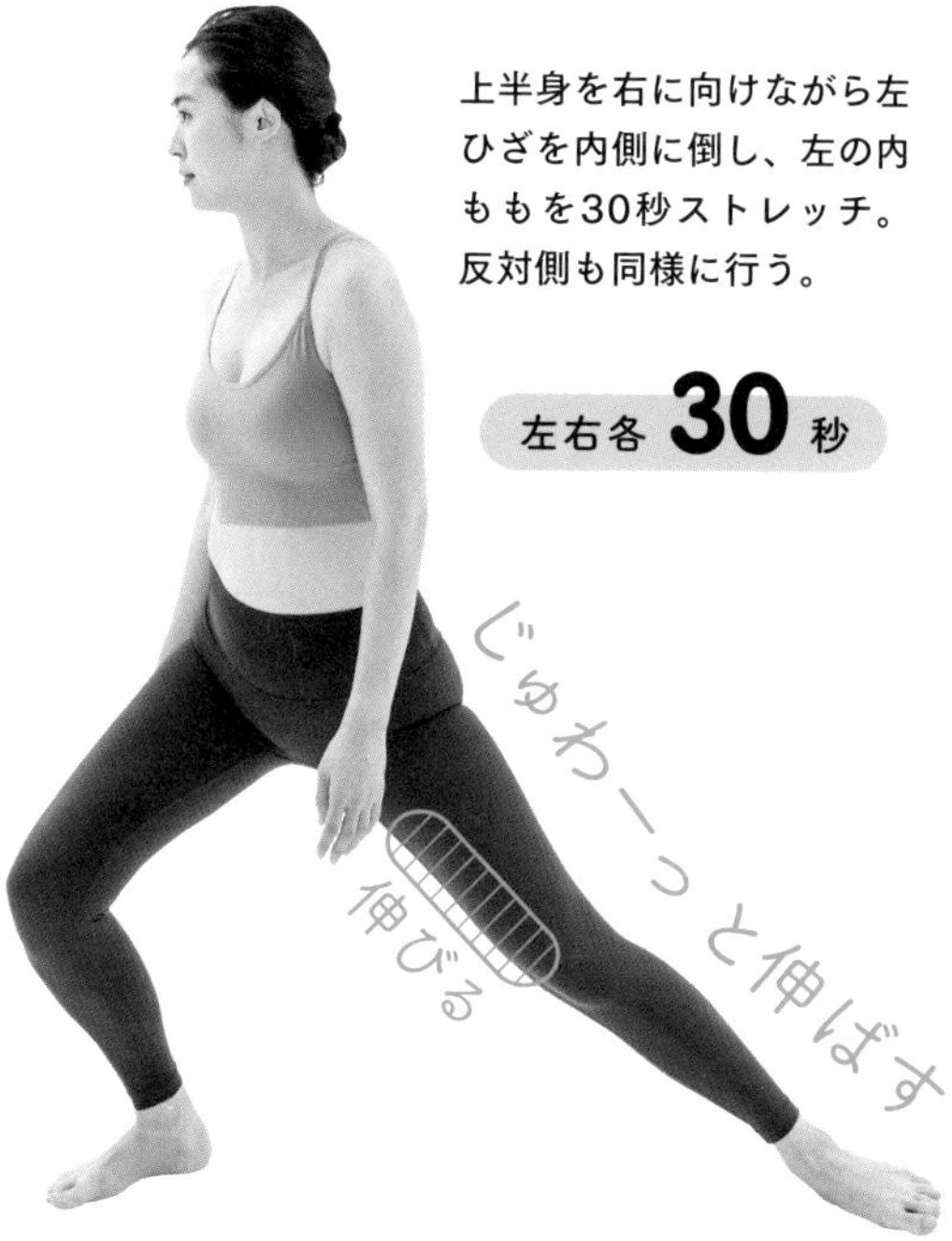

NG

足裏の小指側が浮いていない

左足の裏がベターッと床についていると、内ももが伸びづらい。右脚に重心をのせて、左足の小指側を床から浮かせると内ももに効く。

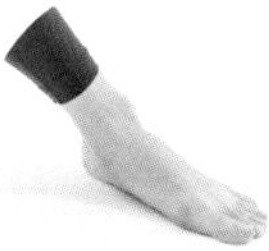

Arrange

デスクワーク時でもこっそりできる

いすを使ってもできるので、仕事や家事の合間に手軽に。いすの座面の前1/3くらいのところに浅く座り、左右に大きく脚を開きます。上半身を右に向け、左ひざを内側に倒して左の内ももを伸ばしましょう。

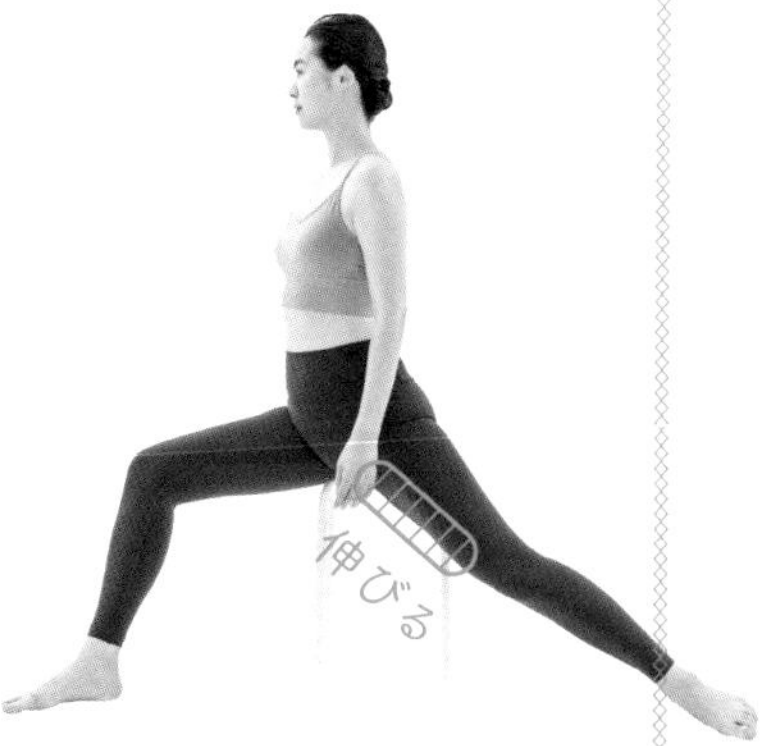

MASSAGE & STRECH 2

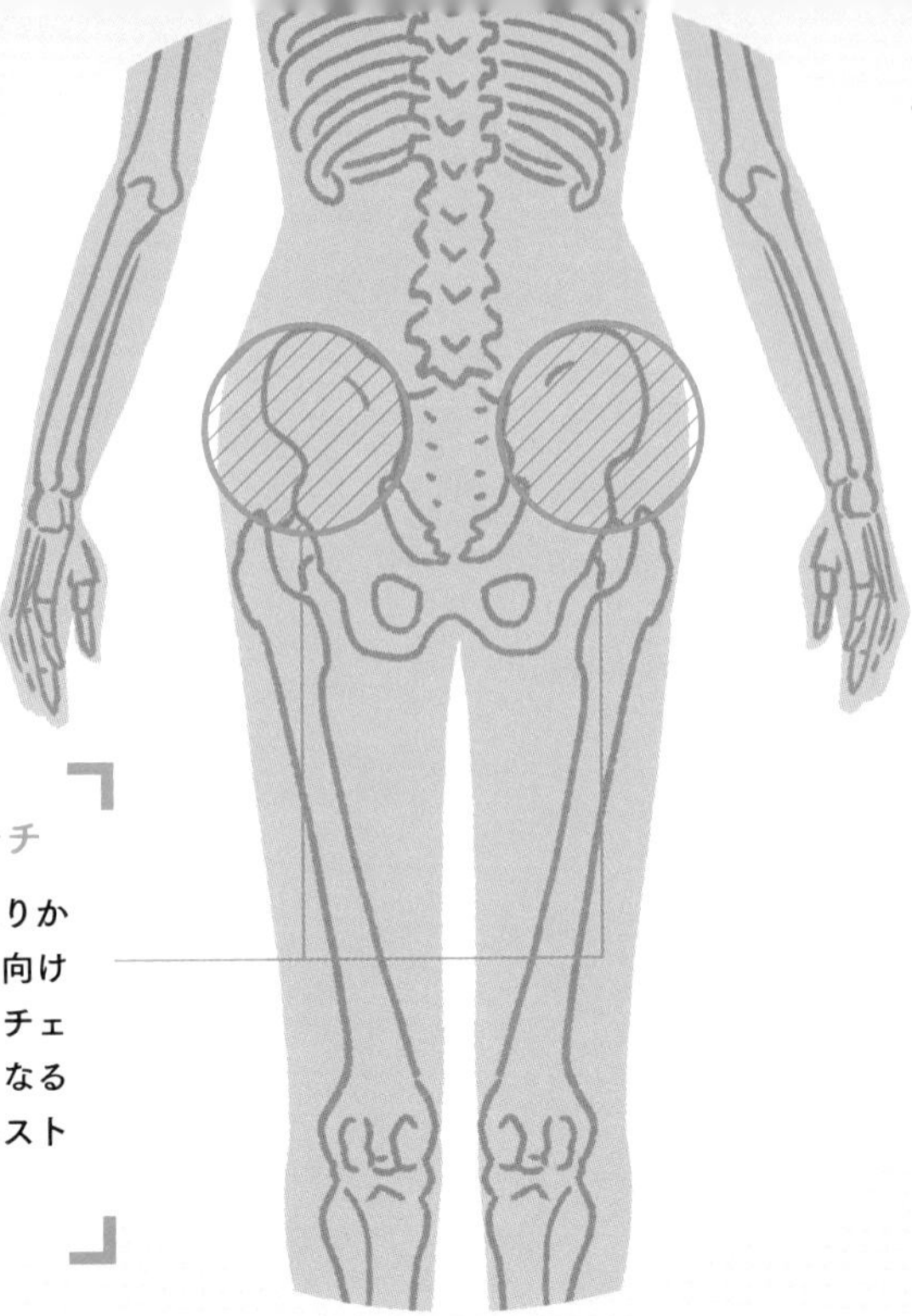

ここにアプローチ

お尻の割れ目あたりから太ももの外側に向け押して痛い部分をチェック。痛みがなくなるまでほぐしてからストレッチへ。

お尻にアプローチすると腰が丸まりにくくなる

骨盤を強くロックしてしまうお尻を緩める

お尻の割れ目の上の骨（仙骨）や太ももの骨の骨膜が硬いとお尻の筋肉はカチコチに。硬く縮んだお尻は、骨盤を後ろに引っ張るため、腰が丸まりやすくなって、腰に負担がかかり、腰痛の原因になります。

　お尻が硬くなるのは、長時間のデスクワークや姿勢の悪さなどで骨盤のポジションが崩れるため。お尻にアプローチすると骨盤の骨膜が緩み、前傾・後傾した骨盤のロックがはずれ、正しいポジションに戻りやすくなり、腰への負担が大幅に減ります。

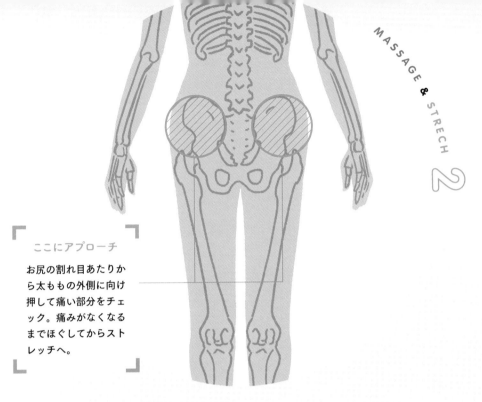

お尻の硬い部分を集中的にこぶしでぐりぐりほぐす

1

正しい姿勢でいすに浅く座り、写真のように左ひざを軽く曲げ、お尻の力を抜く。

2

腰骨の後ろ側にこぶしを垂直に押し当ててマッサージ。反対側も同様に行う。

左右各 **30** 秒

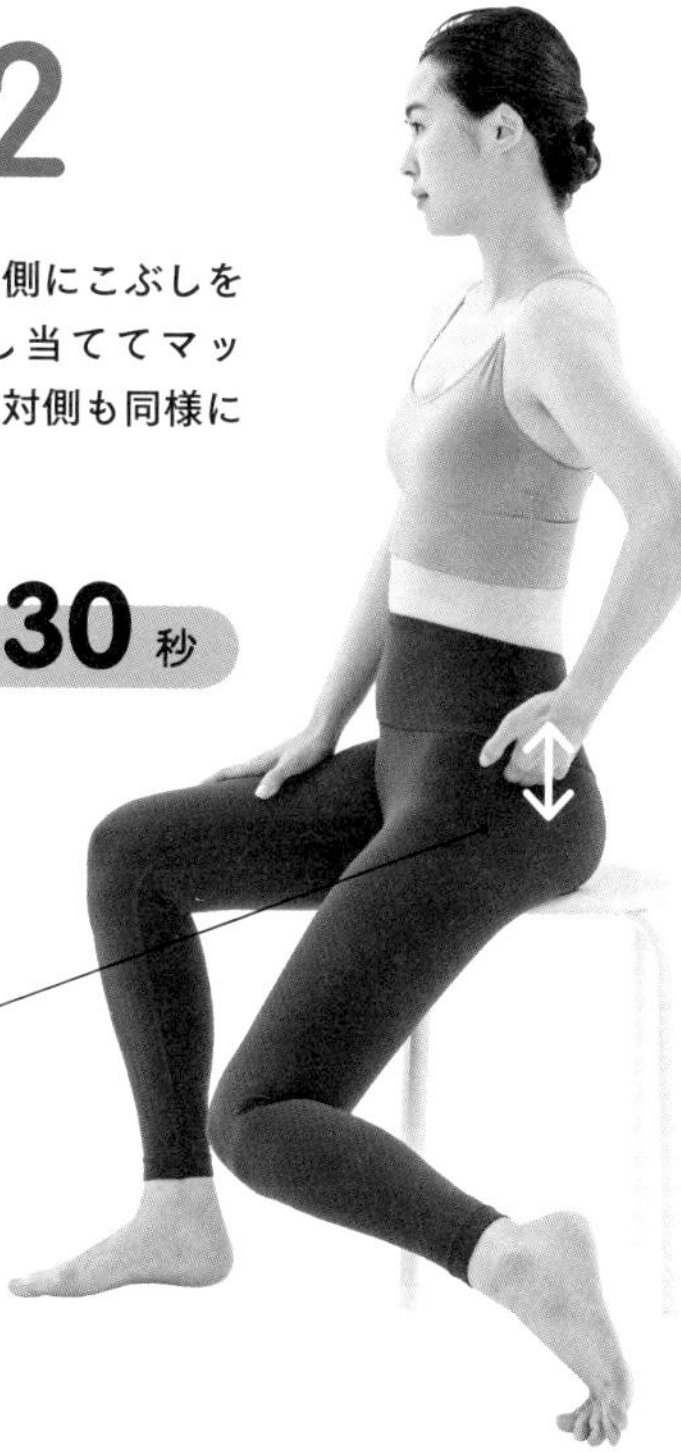

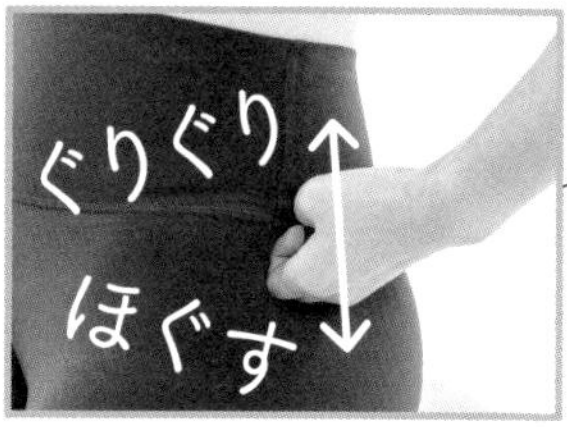

軽く手を握ってこぶしを作り、人差し指～薬指の第二関節を腰骨の後ろあたりに当てる。垂直に押し当てて、その圧を変えずに上下に動かすのがポイント。

両脚を揃えたまましないこと

NG

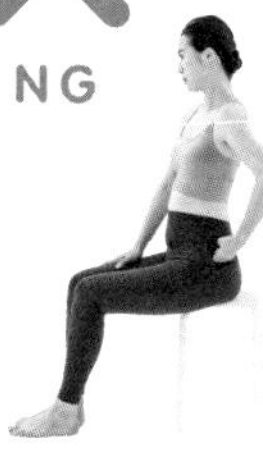

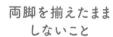

ほぐすときは、できるだけ力を抜いて行うのが鉄則です。両脚を揃えるとお尻に力が入ってしまい、こぶしを押し当てても深層部分までアプローチしづらくなります。

STRETCH 2 骨膜ストレッチ

股関節を開いて
お尻全体を伸ばす

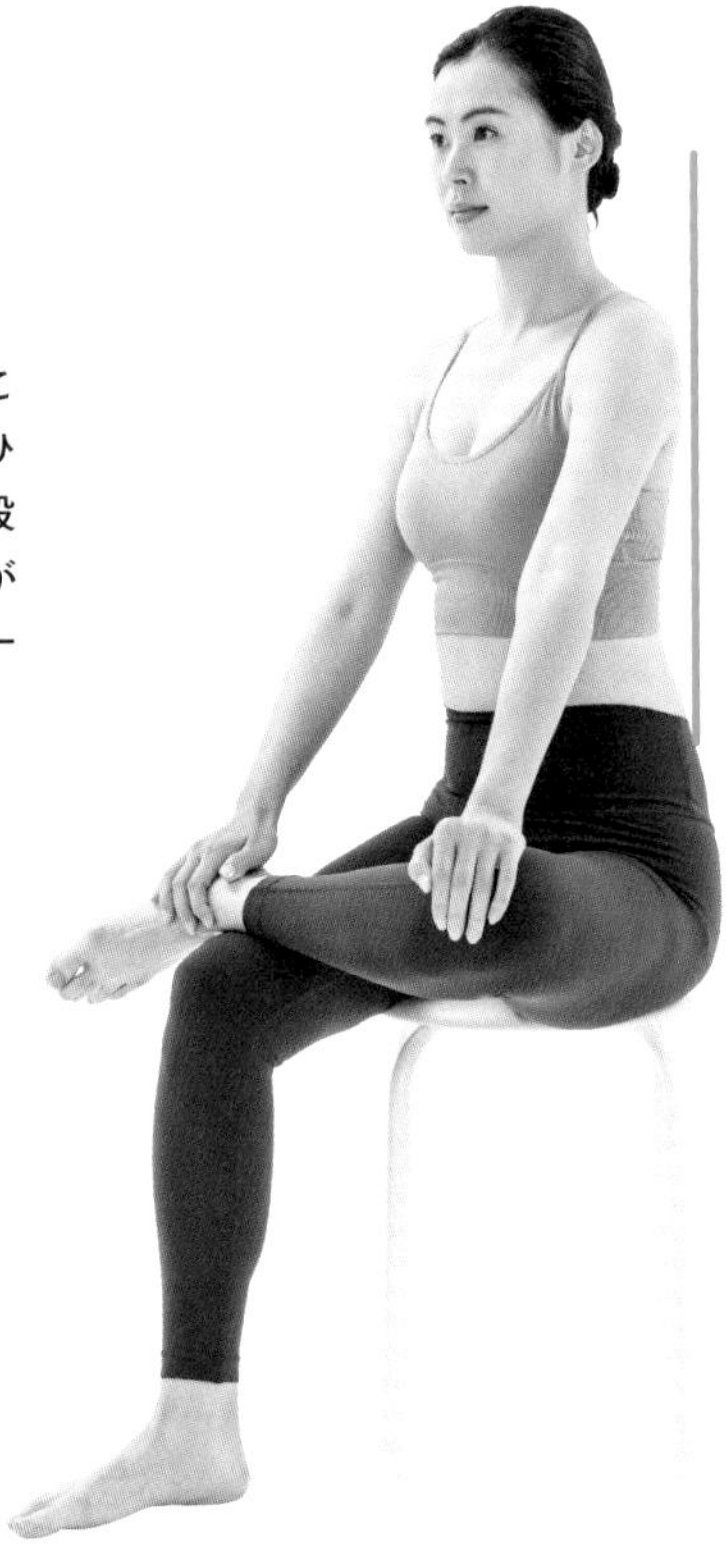

猫背にならないように！

1

いすの1/3程度の浅いところに座り、左の足首を右ひざにのせる。この時点で股関節が詰まるような感覚があればマッサージをもう一度を行う！

NG

つま先しかのせていない

足を反対のひざにのせるとき、つま先だけにならないようにしましょう。お尻が伸びづらくなり、効果は半減します。足首までしっかりのせて行うこと。

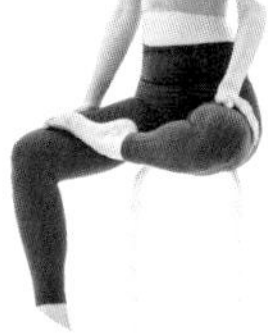

2

体をゆっくり前に倒してお尻が伸びるのを感じたらそのままキープ。反対側も同様に行う。

左右各 **30** 秒

ゆっくり前に倒す

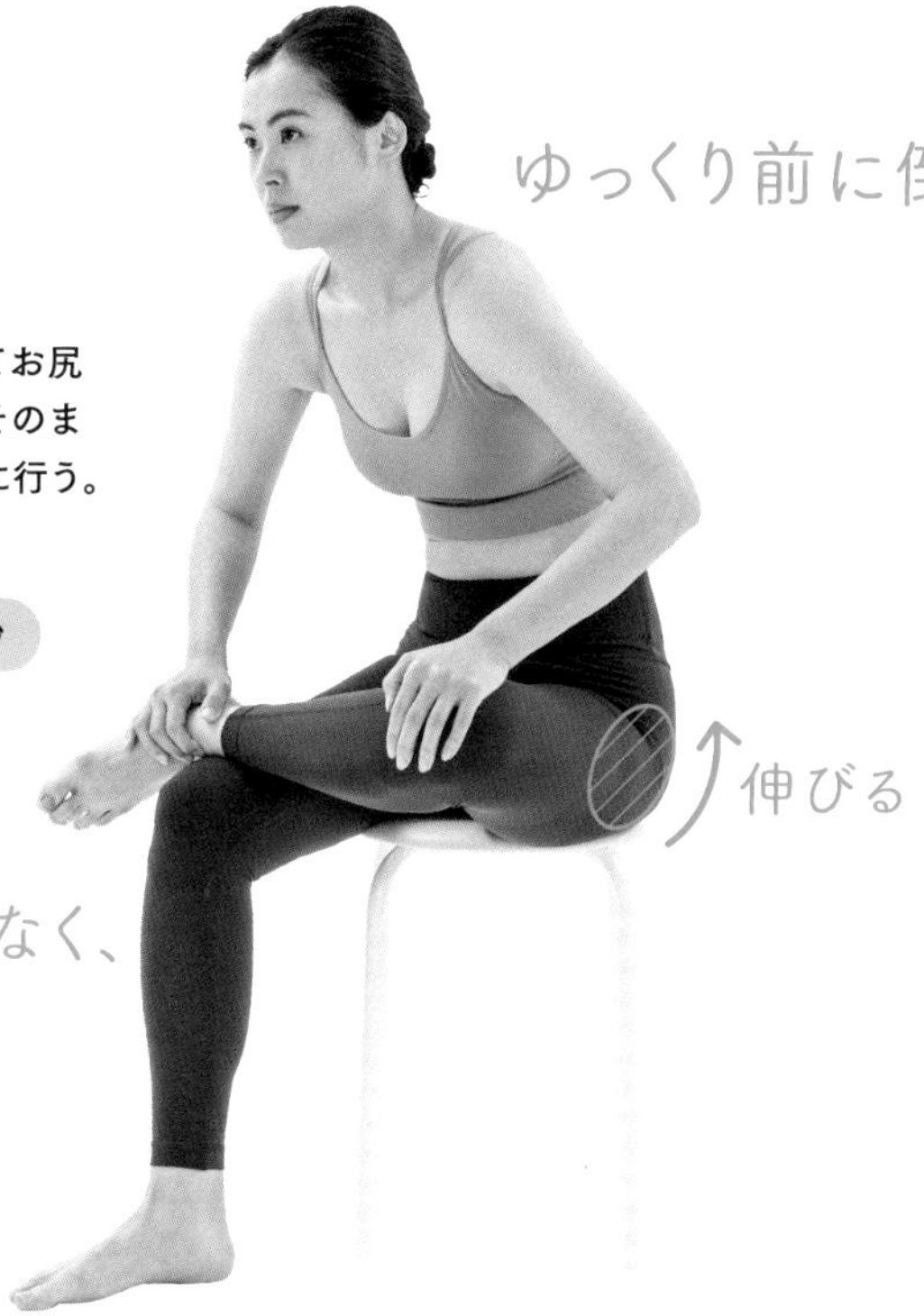

腰を丸めるのではなく、
体ごと前へ

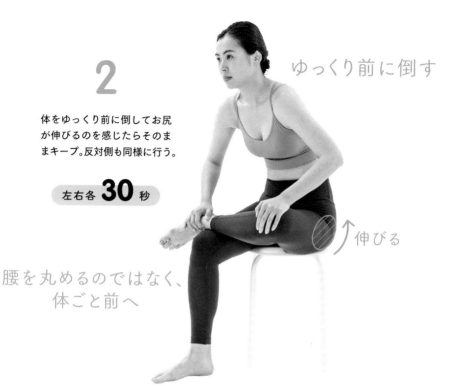

Arrange

お尻が硬すぎたら ひざを軽く押す

体を前へ倒してお尻を伸ばすのがきついときは、左のひざに手をのせてゆっくりひざを下に押してもお尻を伸ばせます。少しずつ力を入れながら段階的に伸ばしていきましょう。

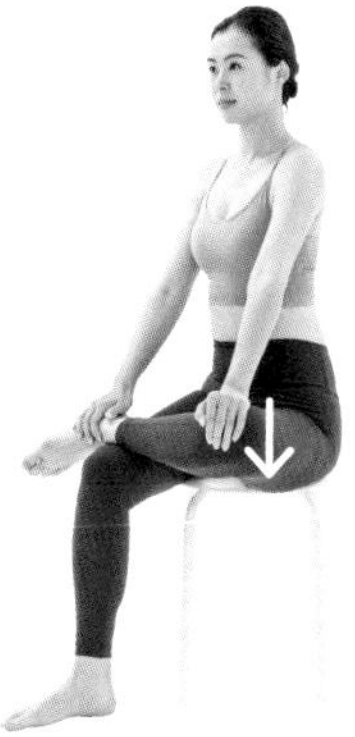

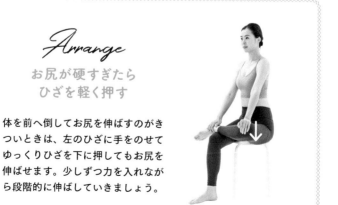

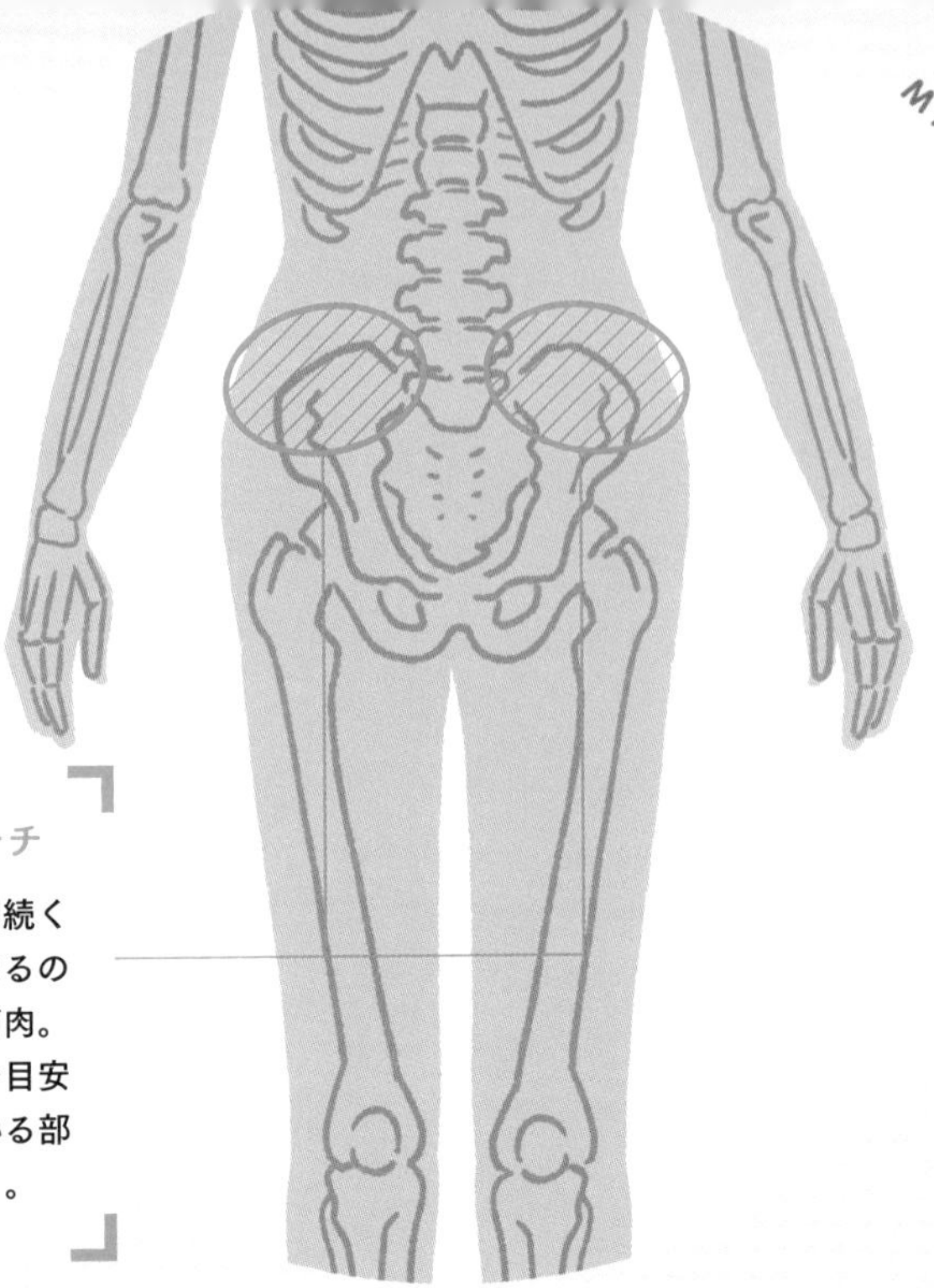

MASSAGE & STRECH 3

ここにアプローチ

座り姿勢が長時間続くと、如実に硬くなるのが脚の付け根の筋肉。パンツのラインを目安に、硬くなっている部分を探しましょう。

脚の付け根の内側部分を緩めて骨盤の位置を整える

骨盤を正しいポジションへ腰の負担を軽減

　長時間座ることが多い現代人は上半身と下半身をつなぐ腸腰筋が硬くなり、それが原因で股関節の動きを制限してしまいます。背骨や太ももの骨膜が硬くなることで脚の付け根は伸びにくくなり、骨盤が後傾するため背中が丸まりやすくなり、腰に大きなテンションがかかり腰痛になります。腰へのアプローチで、テンションを多少緩められますが、すぐに元に戻ってしまいます。

　しっかり改善したいなら、根本的な原因である腸腰筋部分の骨膜を緩めることで、股関節、骨盤の可動性を広げましょう。

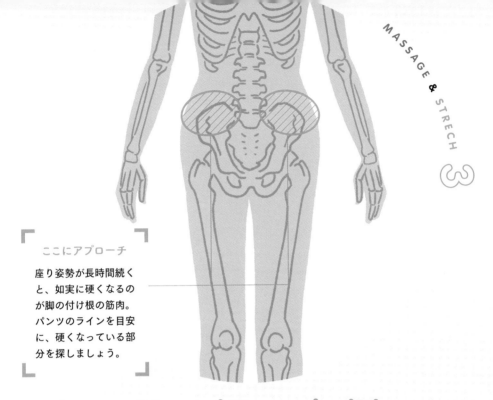

MASSAGE 3 骨膜マッサージ

骨盤の内側をえぐるようにして 脚の付け根の内側を じっくりほぐす

1

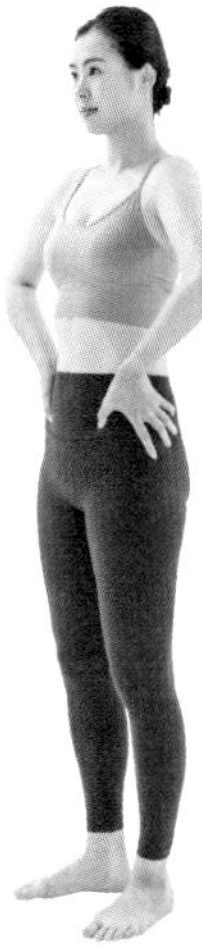

肩幅くらいに脚を開く。親指を腰に当てて骨盤の中に潜り込ませるようにして押す。

息を吹きながら
親指を押し込む

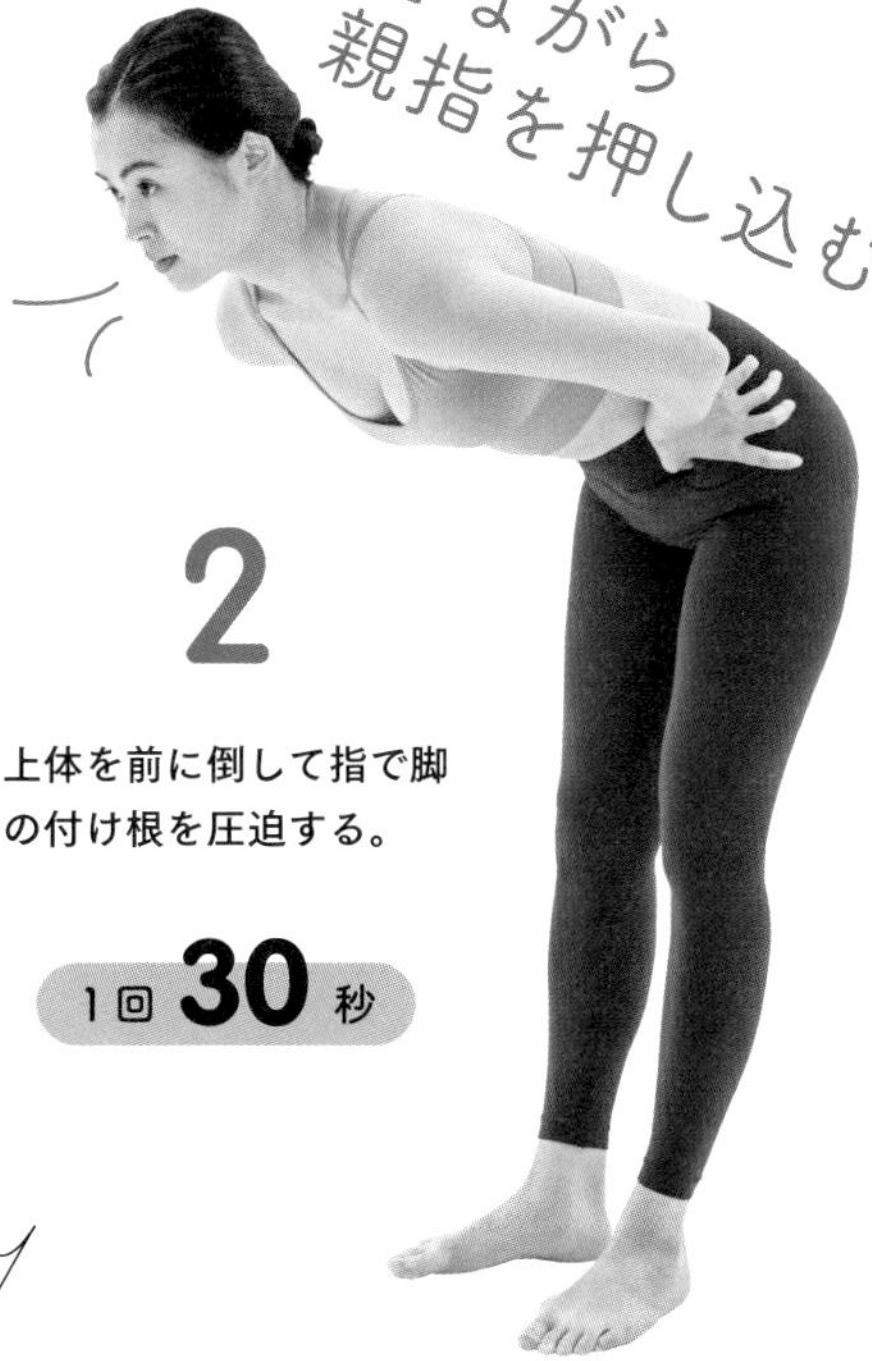

2

上体を前に倒して指で脚の付け根を圧迫する。

1回 **30** 秒

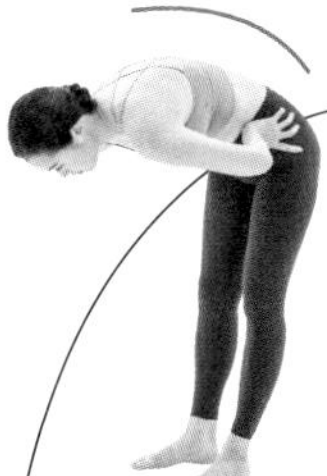

NG

背中が丸まらないよう注意！

骨盤の奥のほうまでアプローチをしたいのに背中が丸まっていると、圧迫する指が奥に入りづらい。骨盤を正しいポジションに整えてからスタートしよう。

脚を大きく前後に開いて
脚の付け根を伸ばす

目線は正面

前脚のひざを
軽く曲げる

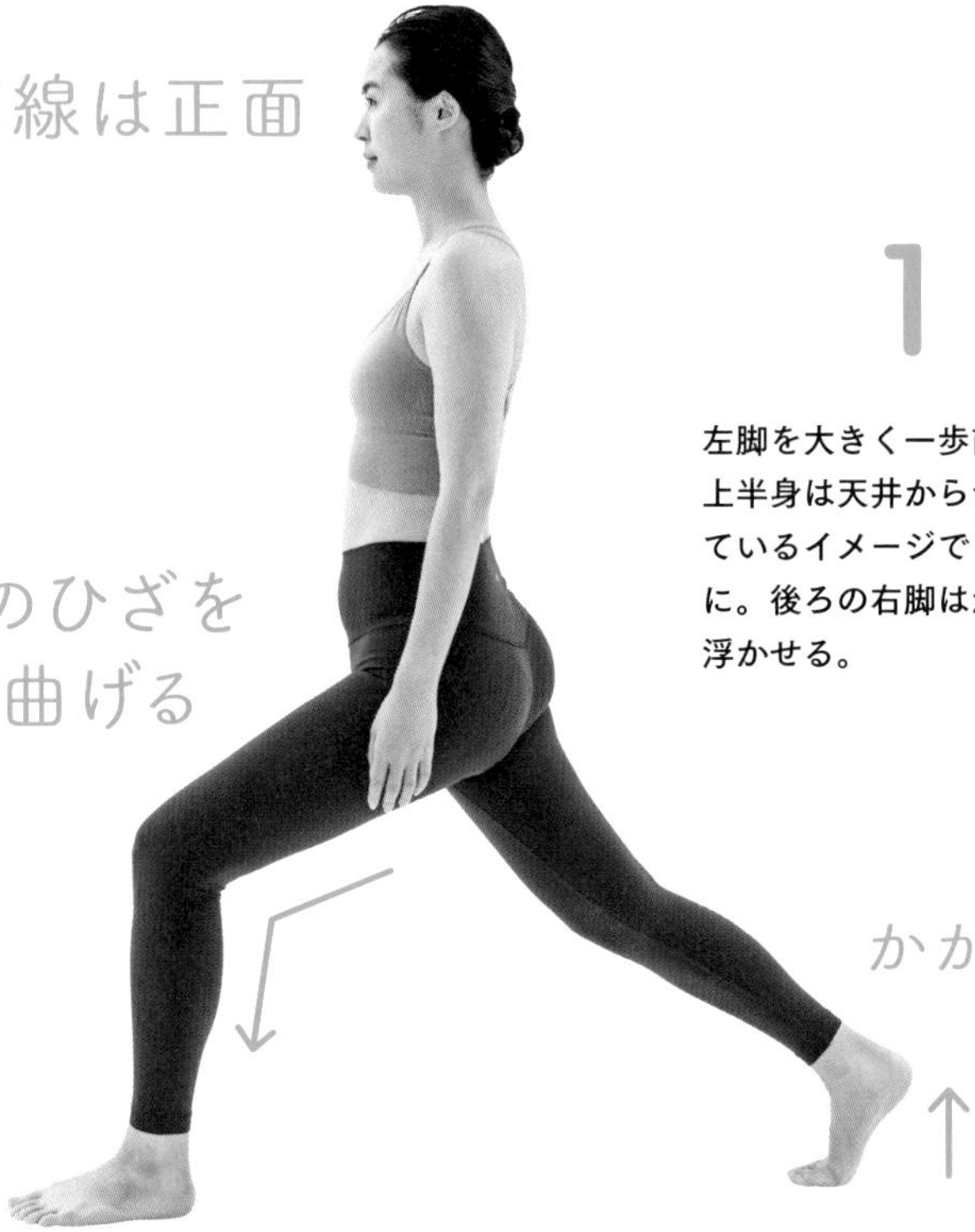

1

左脚を大きく一歩前へ出し、上半身は天井からつるされているイメージでまっすぐに。後ろの右脚はかかとを浮かせる。

かかとはUP

↑

ひざが内側に入ってしまう

ひざが内側に入ると、骨盤の左右のバランスが崩れてしまいます。また、伸ばしたいほうの脚の付け根を伸ばしづらくなります。

×

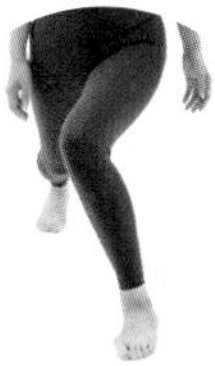

NG

骨盤を前へ！

2

左脚に重心をのせながら骨盤を前に押し出し、右の脚の付け根を30秒伸ばす。反対側も同様に行う。

左右各 30 秒

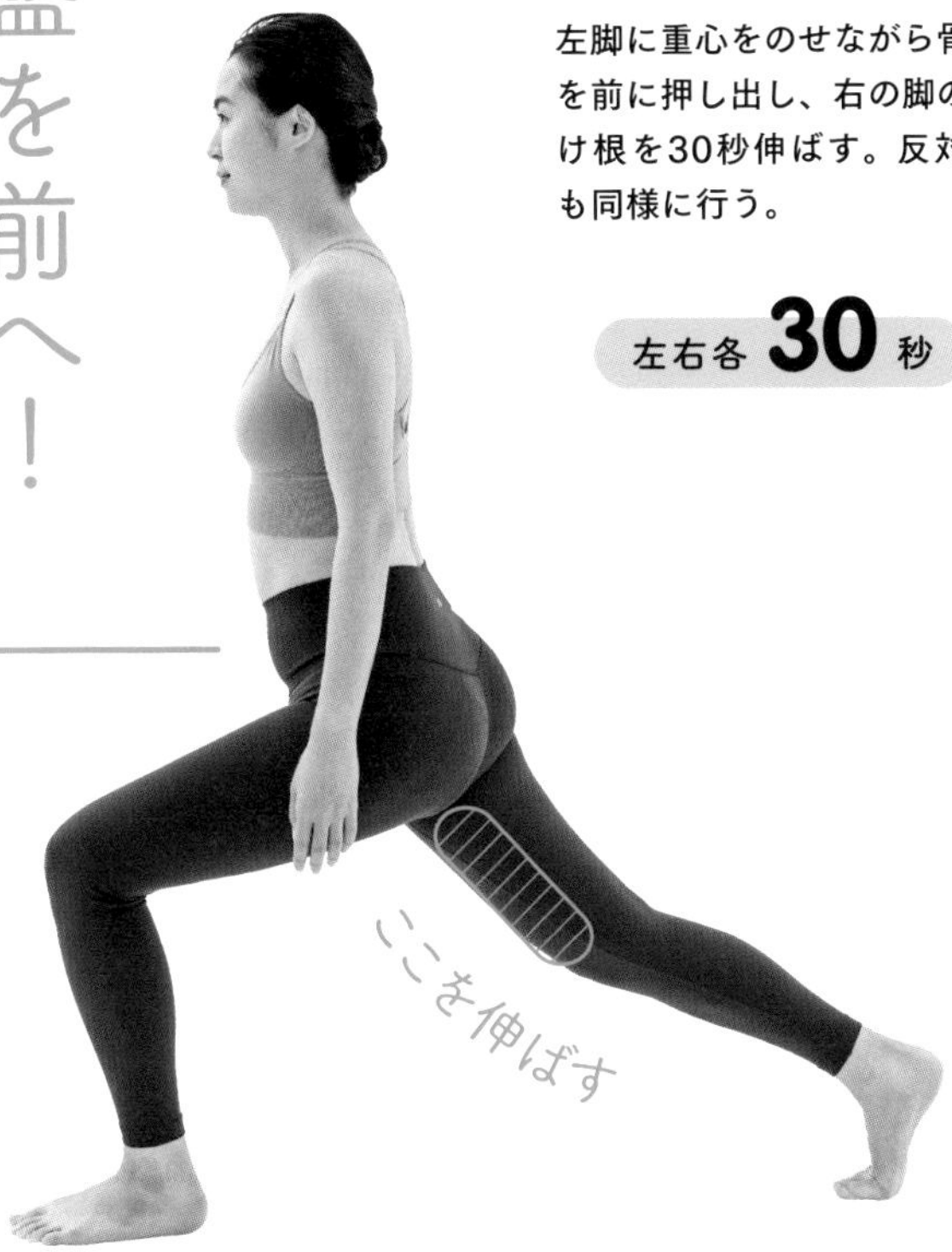

後ろ脚のかかとが上がっていない

かかとがついたままだとストレッチされるのは脚の付け根ではなく、ふくらはぎ。かかとを床につけていると、後ろ脚は後ろ方向にテンションがかかるため、脚の付け根はまったく伸びません。

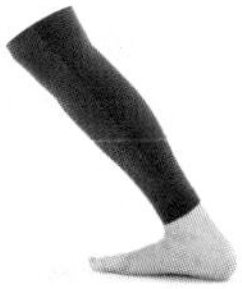

NG

肩コリ

肩がばきばきで背中も首もつらい

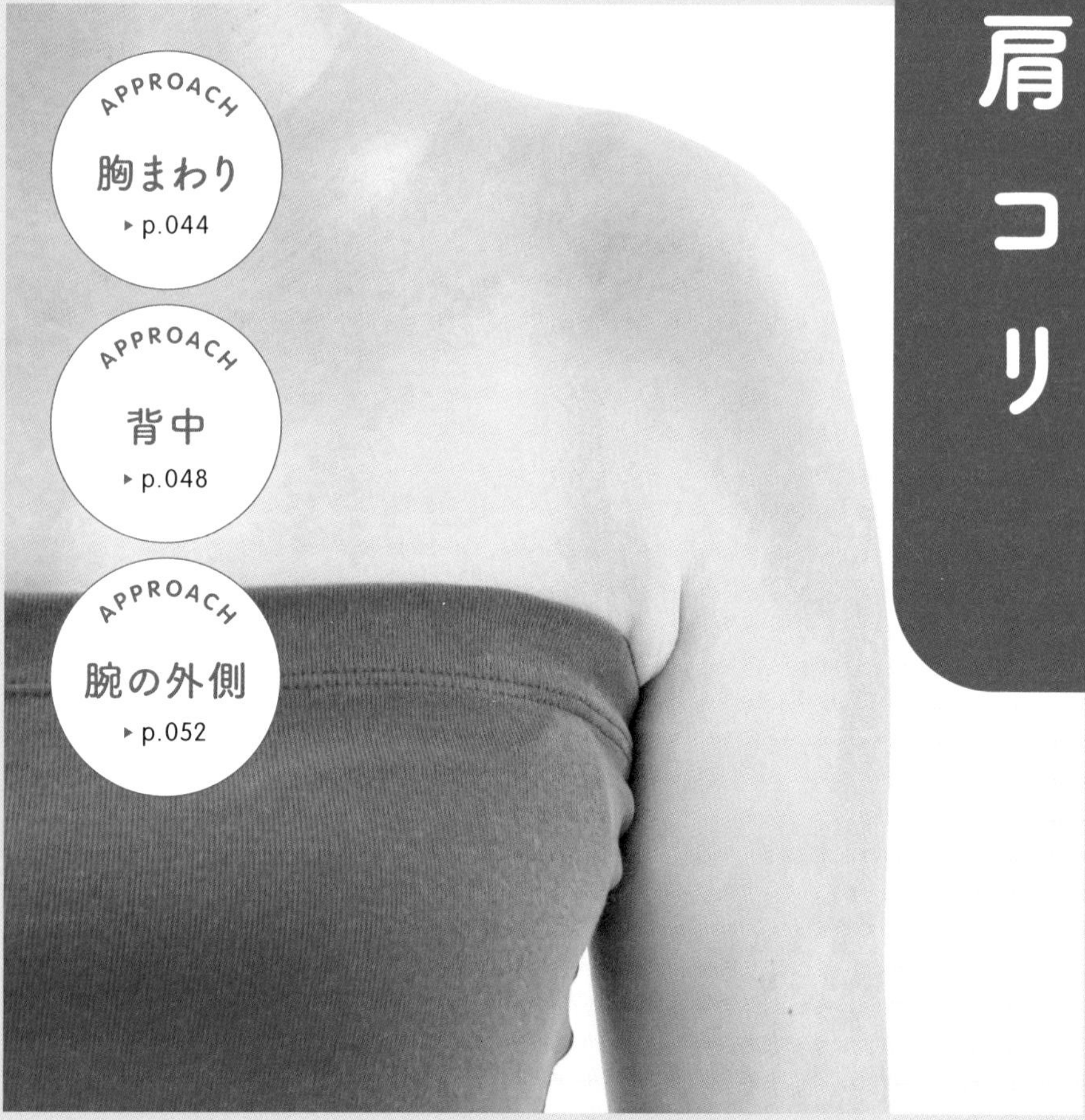

APPROACH
胸まわり
▸p.044

APPROACH
背中
▸p.048

APPROACH
腕の外側
▸p.052

肩と肩甲骨の位置を正して胸を開くと肩コリは解消

　肩コリで悩んでいる人の多くが、猫背で巻き肩、頭部が体幹部より前に出てしまうストレートネック。

　このような姿勢だと、胸まわりの筋肉は縮み、反対に背中はハリ感が強く出ます。また頭が体幹部より前へ出ることで、体重の10分の1の重さがあると言われる頭を首で支えることになり、肩コリや首コリ、頭痛につながることも。

　肩コリの諸悪の根源は姿勢の悪さ。まずは胸を開くようにし、次に背中を緩めて、最後に腕のねじれをとります。肩が開き、肩甲骨を寄せられると、背骨は正しいポジションに戻り肩コリは解消。

Check!

腕を伸ばせるor伸ばせない、どっち？

壁の横に立ち、肩の高さまで腕を上げて、
手のひらを返して壁につきます。体を斜め前に向けたとき、
腕をぴんと伸ばし肩関節のねじれをチェックします。

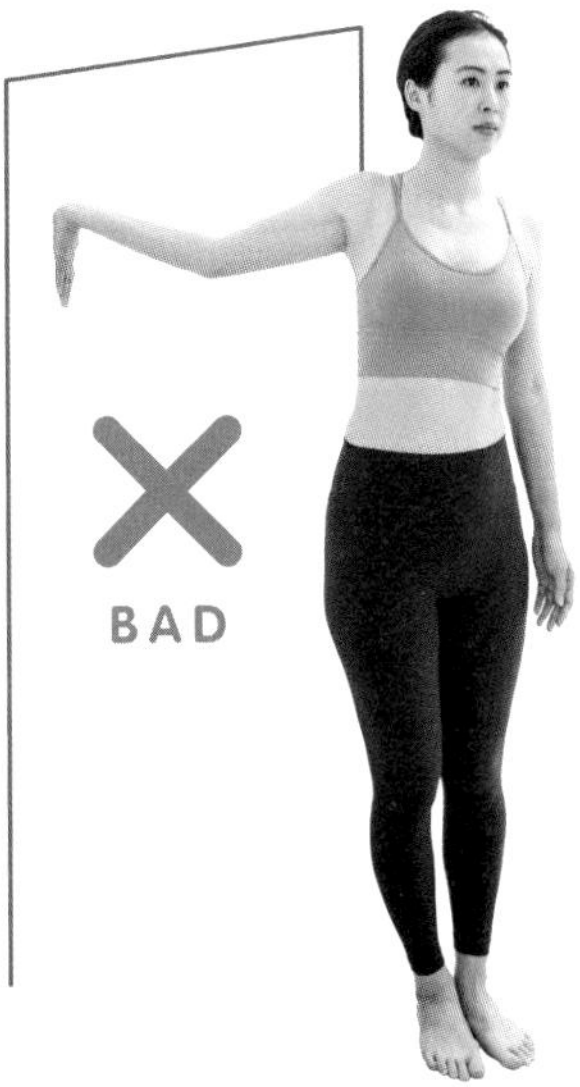

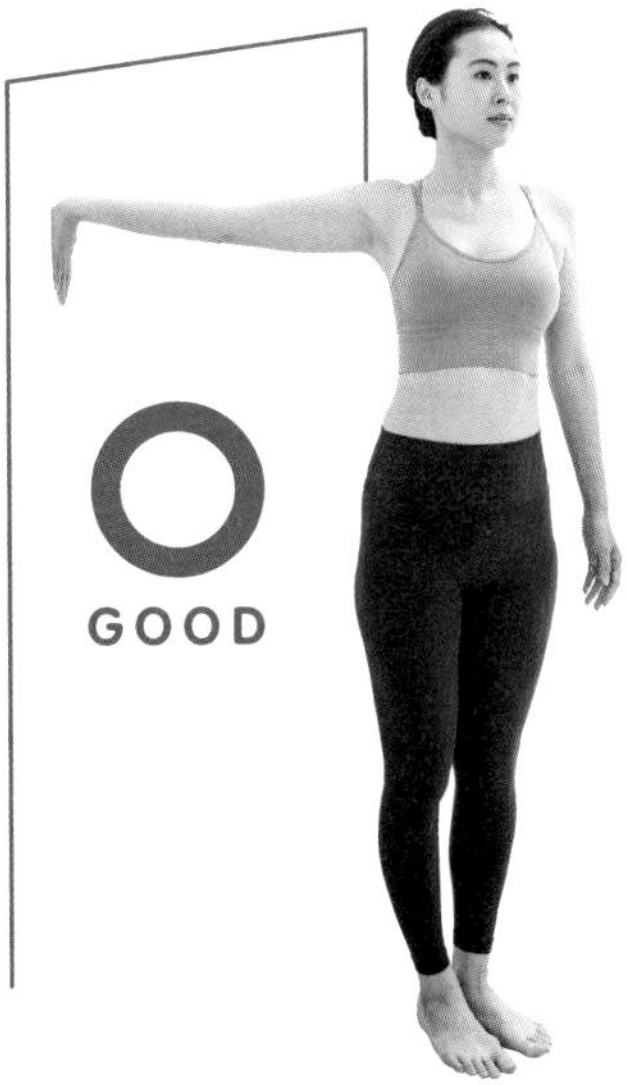

肩コリになりやすい人

腕が伸ばせない、肩がきついという人は、巻き肩の可能性が高いです。巻き肩だと背中の筋肉を引っ張ってしまい、肩まわりが血行不良になって肩コリの原因に。また肩と連動している腕は内にねじれるので筋肉が縮みやすく、伸ばすと違和感が出てしまいます。

肩コリになりにくい人

腕をぴんと伸ばせて、肩まわりが窮屈でない人は、肩関節が正しい位置にある証拠。巻き肩ではないので、肩コリや背中のハリなど感じにくいはずです。また腕の筋肉に柔軟性があり、肩の筋肉への負担が小さいことでも、肩コリになりづらいでしょう。

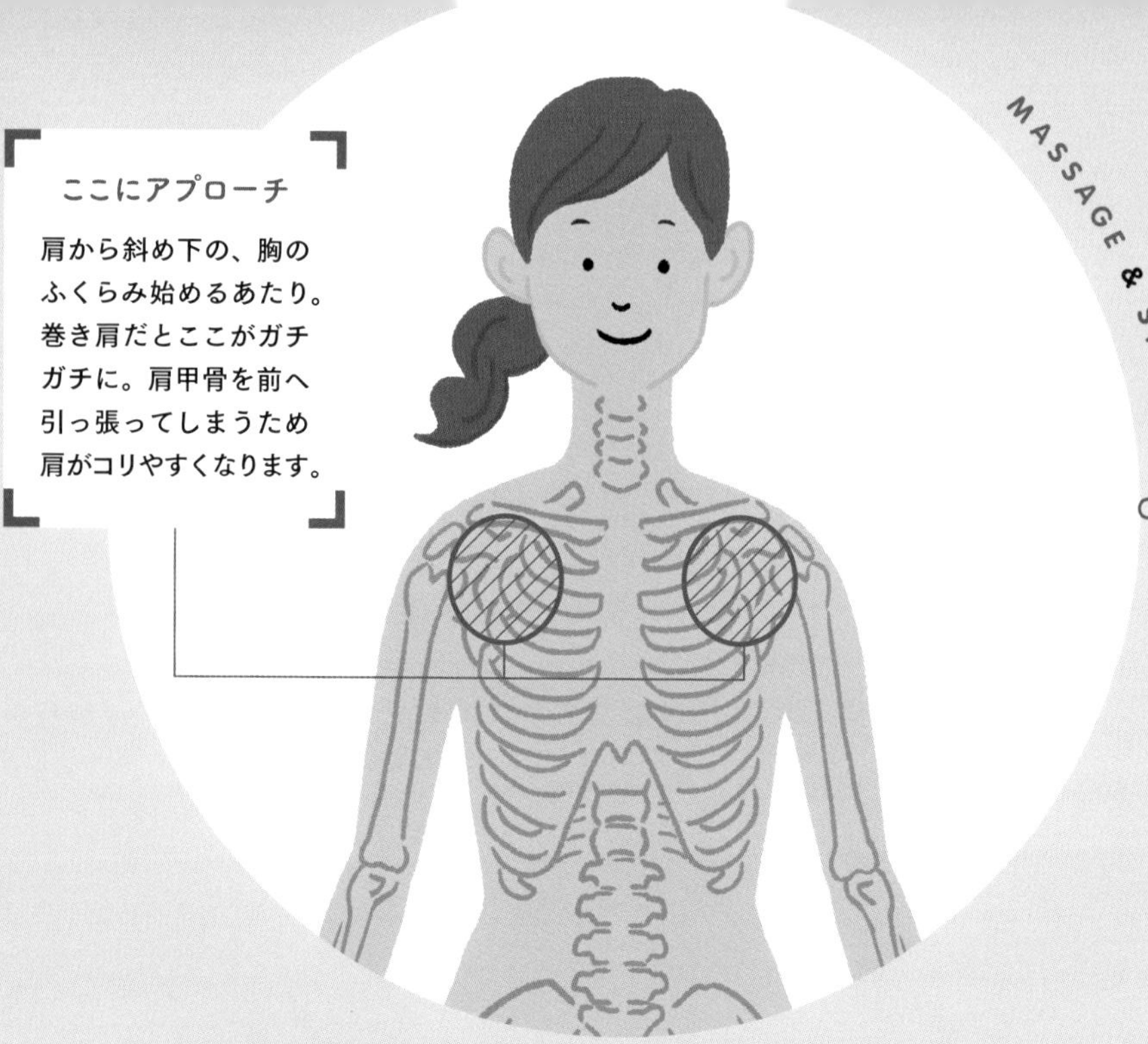
ここにアプローチ
肩から斜め下の、胸のふくらみ始めるあたり。巻き肩だとここがガチガチに。肩甲骨を前へ引っ張ってしまうため肩がコリやすくなります。

胸まわりを緩めて 巻き肩矯正、肩コリ解消

胸のあたりを緩めると肩甲骨の動きがよくなる

肩コリ解消のためにまずすべきことは、肩を正しい位置に戻して肩甲骨を寄せやすくすること。

猫背や巻き肩によって、肩は本来の位置よりも内側に巻くような位置に。その影響で胸の筋肉が縮んで硬くなります。肩甲骨ともつながっている胸の筋肉によって、肩甲骨やそのまわりの背中の筋肉は前に引っ張られます。そうすると肩甲骨を寄せることができず、肩まわりも引っ張られてしまい、血流が悪くなって肩がコリます。

まずは胸からアプローチ。肩と肩甲骨の位置を正して、動きをよくすることが肩コリ解消の第一歩。

MASSAGE 1 骨膜マッサージ

胸まわりのかたい部分をごりごりほぐす

1

肩から胸にかけての胸のふくらみはじめる部分を人差し指～薬指までの3本の指の腹でほぐす。同じ要領で周辺の数カ所をマッサージ。左右同じ要領で行う。

左右各 **30** 秒

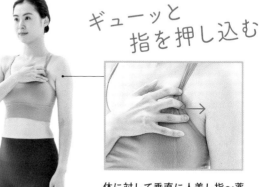

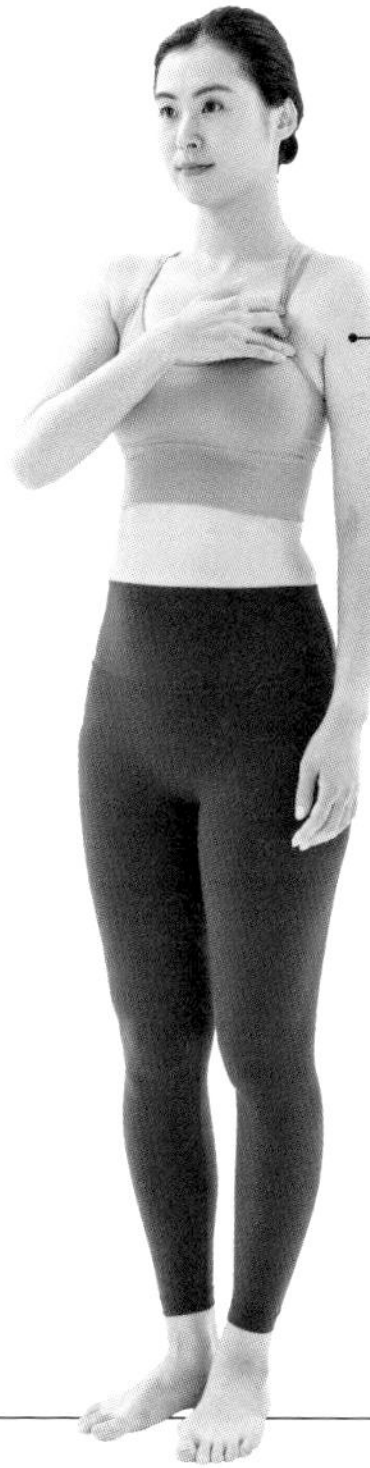

ギューッと
指を押し込む

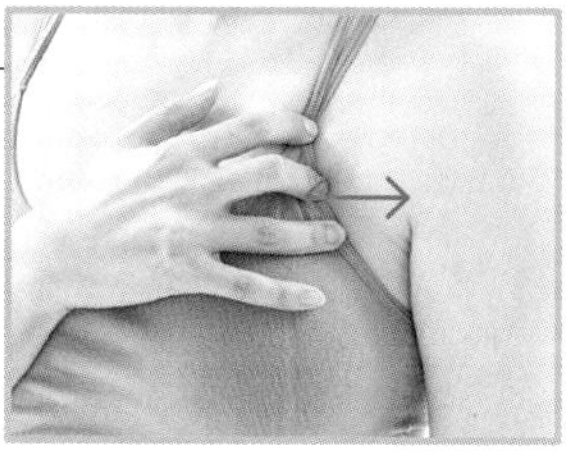

体に対して垂直に人差し指～薬指の腹を当ててぐっと奥に押し込めるところまで押す。指で押して圧をかけたまま左右に動かしてほぐすことで骨膜にアプローチできる。

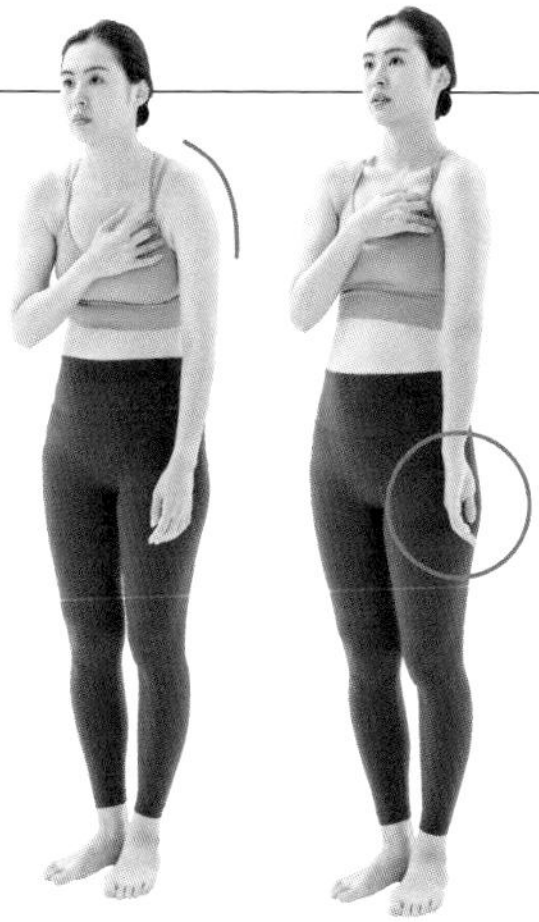

NG

猫背のまま行う／手の甲が前を向く

猫背のまま行うと、胸まわりが縮んだままの状態になるのでNG。肩を外に開くことができず、肩関節を正しい位置へと誘導できません。また、下ろしているほうの手の甲を前に向けてしまうと、巻き肩になるので注意しましょう。

STRETCH 1 骨膜ストレッチ

胸まわりを伸ばして 肩と肩甲骨の位置を正常化

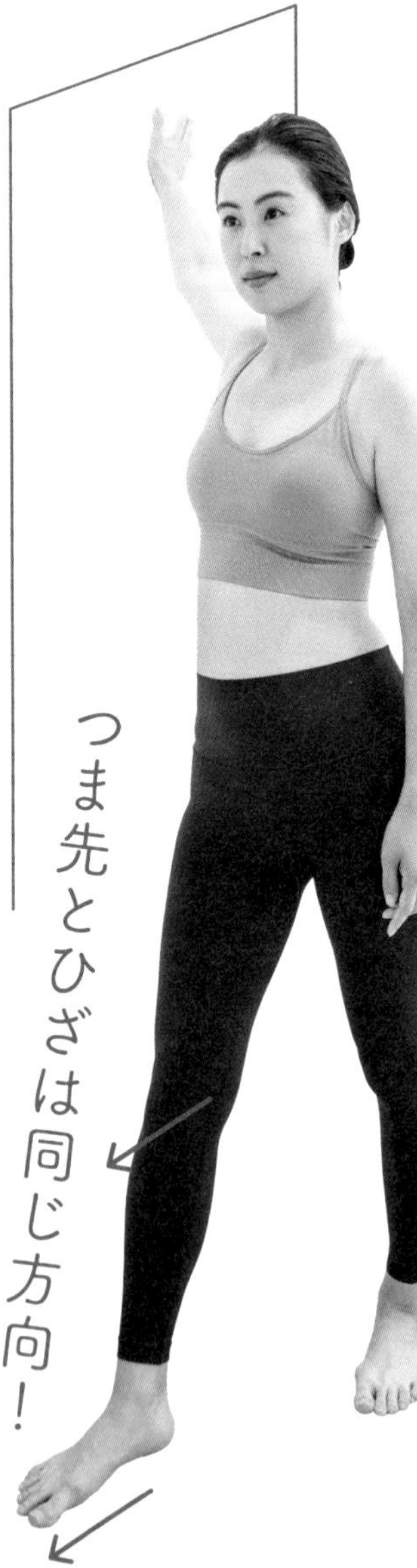

1

壁の横に立ち、壁側の手(右手) を壁につける。手は肩の斜め後ろ45度あたり。右脚を一歩前に出す。

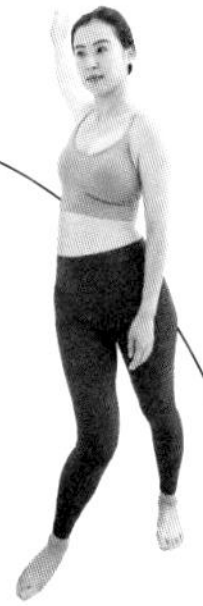

✕ NG

ひざが内側に向く

ひざを内側に向けてしまうと、その影響を受けて股関節も骨盤も内側にねじれます。どんな動きのときも、骨盤は前傾・後傾させず、左右のバランスなどにも注意しながら行うことが重要です。

2

体を壁と反対側にひねって右の胸のあたりが伸びているのを感じたらキープ。左側も同様に行う。

左右各 30 秒

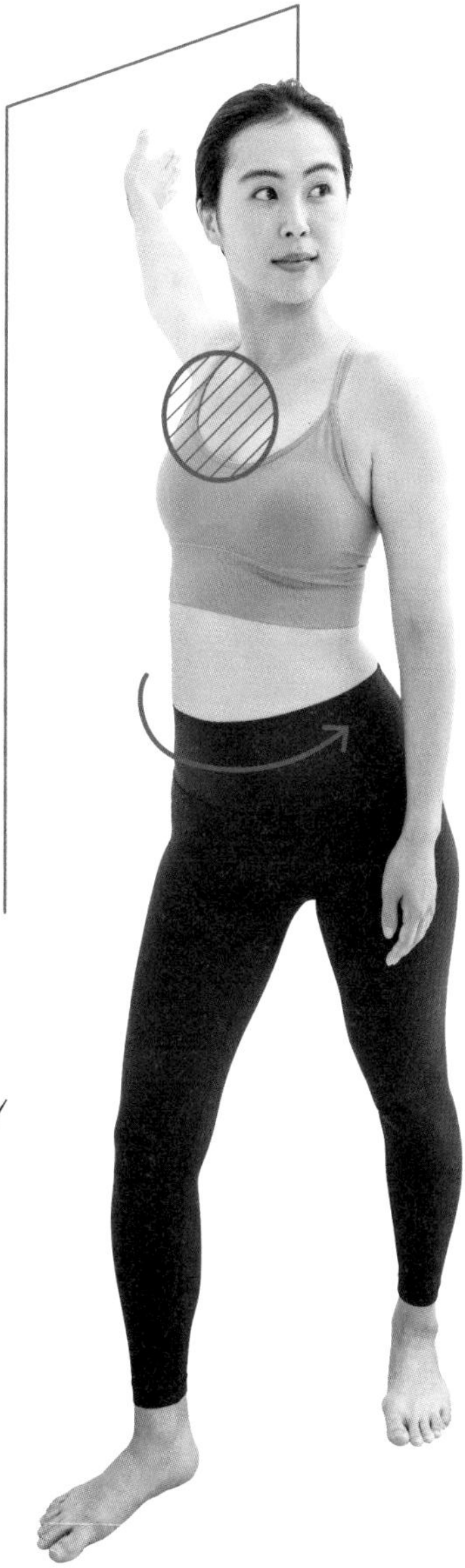

✕ NG

腰を反らせないこと

胸まわりが硬くて伸びないと、腰を反ることで体の向きを変えようとしてしまいます。胸まわりは伸びにくく、腰を痛める危険もあるので、反り腰には注意が必要。

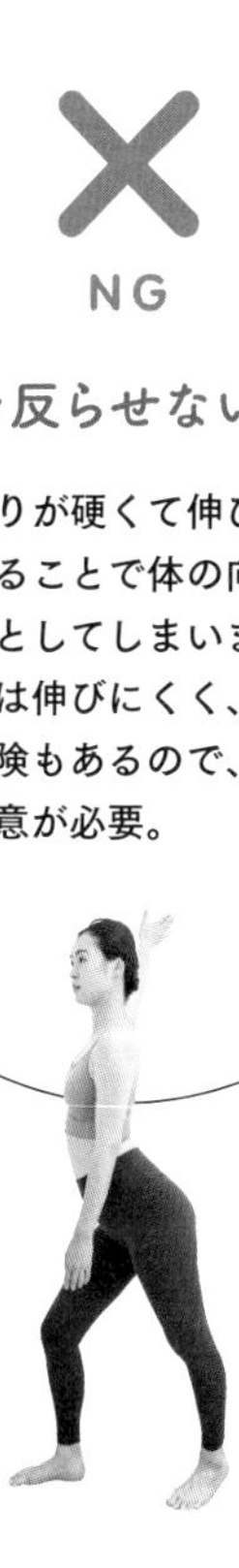

背骨からわき腹にかけ
て背中を覆うように
ついている背中の筋肉。
筋力の均衡が保たれて
いれば、背骨は正しい
位置をキープできます。

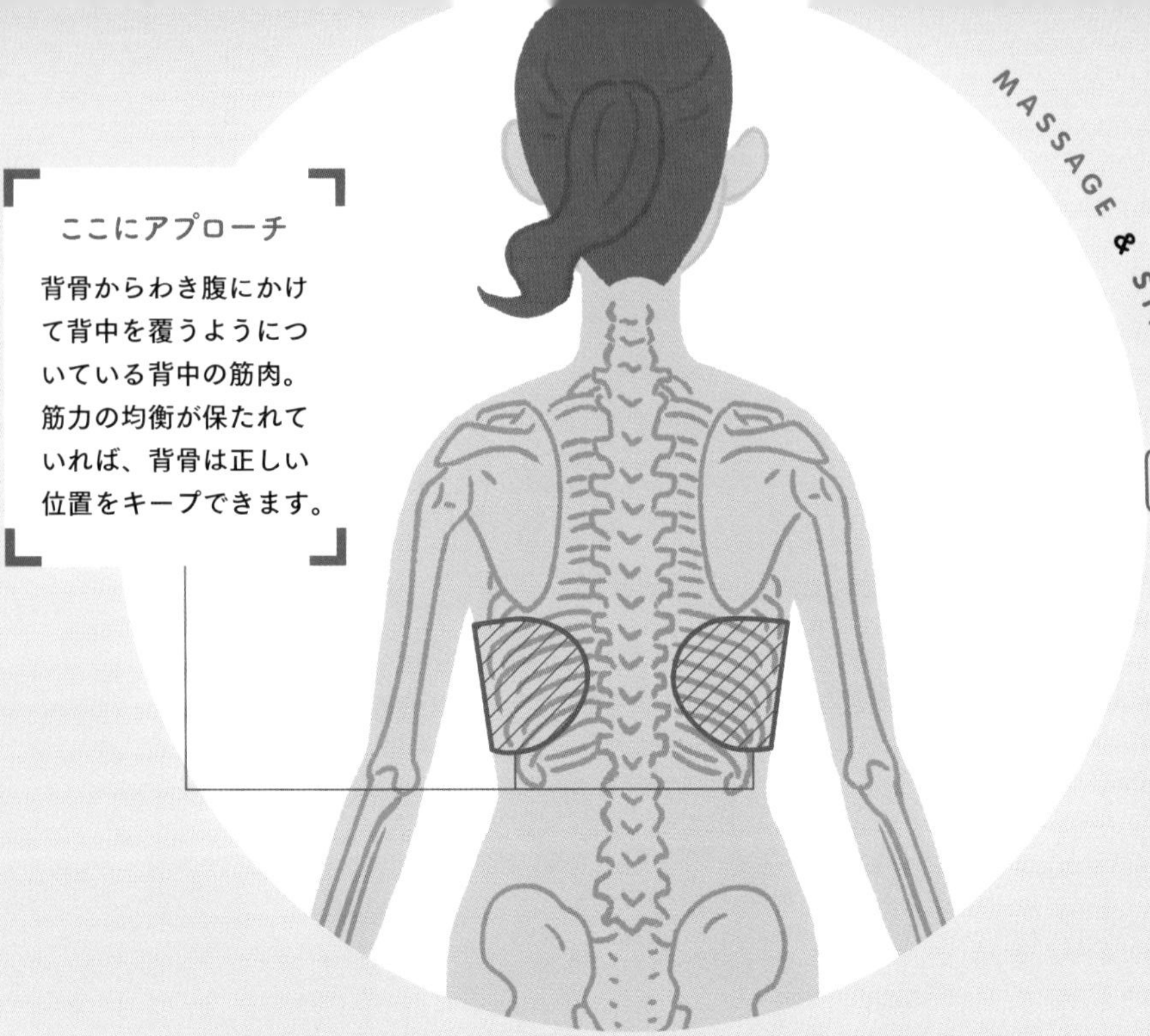

背中をほぐして伸ばして
肩のハリを和らげる

背中をしっかりケアすれば
肩コリも猫背も解消

　肩コリになると、同時に背中の
ハリを感じる人も多いのではない
でしょうか。

　肩コリの原因の大部分を占める
のは姿勢の悪さ。前かがみになる
と肩も背中も前へと引っ張られた
状態になり、筋肉が硬くなります。
背骨からわき腹にかけて背中を覆
うようについている大きな筋肉
（広背筋）が、肩甲骨のポジショ
ンをロックしてしまうのです。背
中の骨膜を緩めることで背骨を正
しい位置に戻してあげられれば、
前かがみの姿勢になるのが阻止さ
れ、つらい肩コリを根本から改善
していくことが可能になります。

MASSAGE 2 骨膜マッサージ

背中をしっかり緩めて 背骨と肩甲骨の動きをしなやかに

左右各 30 秒

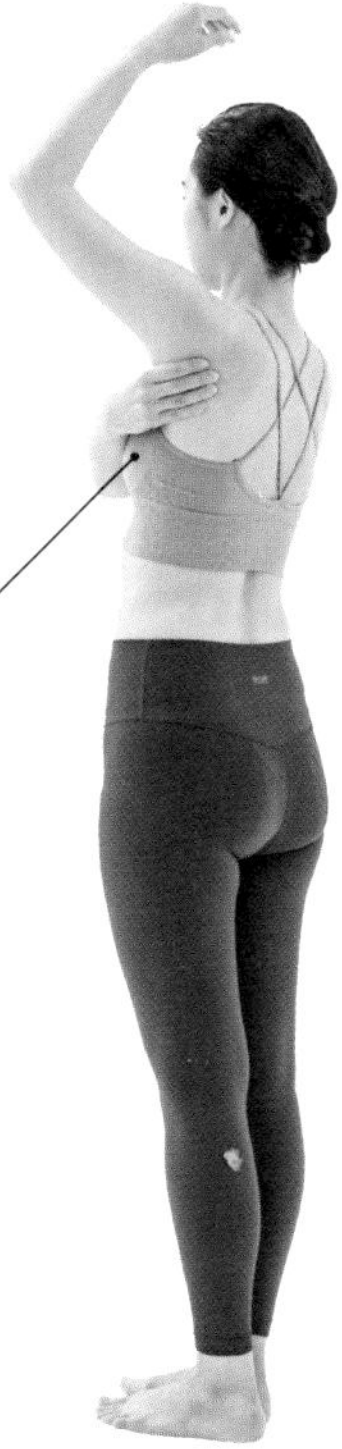

背中の肉を
ガバッとつかむ

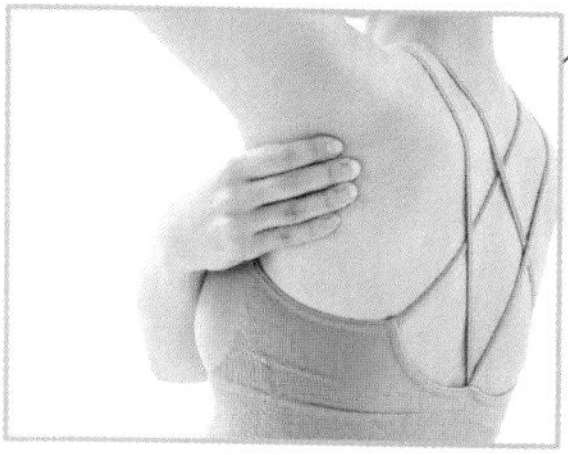

背中側の４本指で背中側の肋骨を押さえるようにつかむ。背中を丸めたままつかむと、背中の筋肉が前へ引っ張られてつかみづらいので、姿勢を正して行う。

1

左腕を上げてわきの下に右の親指を入れ、残り4本の指で背中側をつかむ。

2

腕を下ろしてわきの下のお肉をつかむようにして、圧迫する。反対側も同様に行う。

Arrange

より強力にほぐすには 腕を回しながら圧迫しよう

さらに効果を期待したい人は背中の肉をつかんだ状態で腕を後ろに回しましょう。より圧がかかりやすくなり、より深い部分までアプローチしやすくなります。

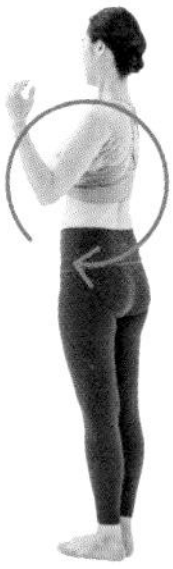

STRETCH 2 骨膜ストレッチ

背中の大きな筋肉を伸ばし 背骨の位置を整える

手は頭より
高い位置に

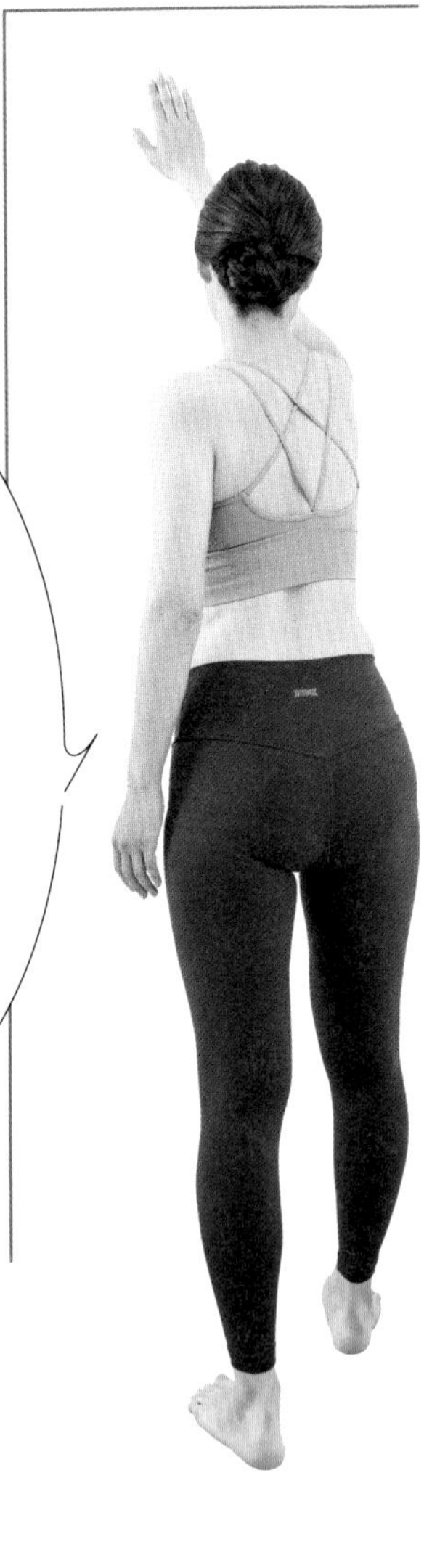

1

壁の前に真っすぐ立ち、脚は肩幅に開いて左脚を一歩後ろに引き、右手を壁につける。

NG

手の位置が低いと効果ダウン

壁に手をつくときに、頭より低い位置だとわきの下から腰までの伸びが小さくなります。最大限に伸ばすには、手の位置は頭の高さが目安。

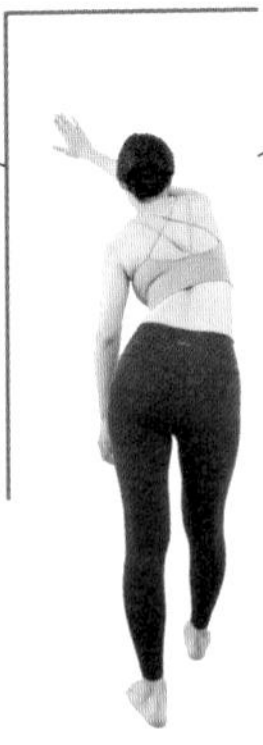

2

体重を右斜め下に落としながら、わきから腰までを伸ばす。反対側も同様に行う。

左右各 **30** 秒

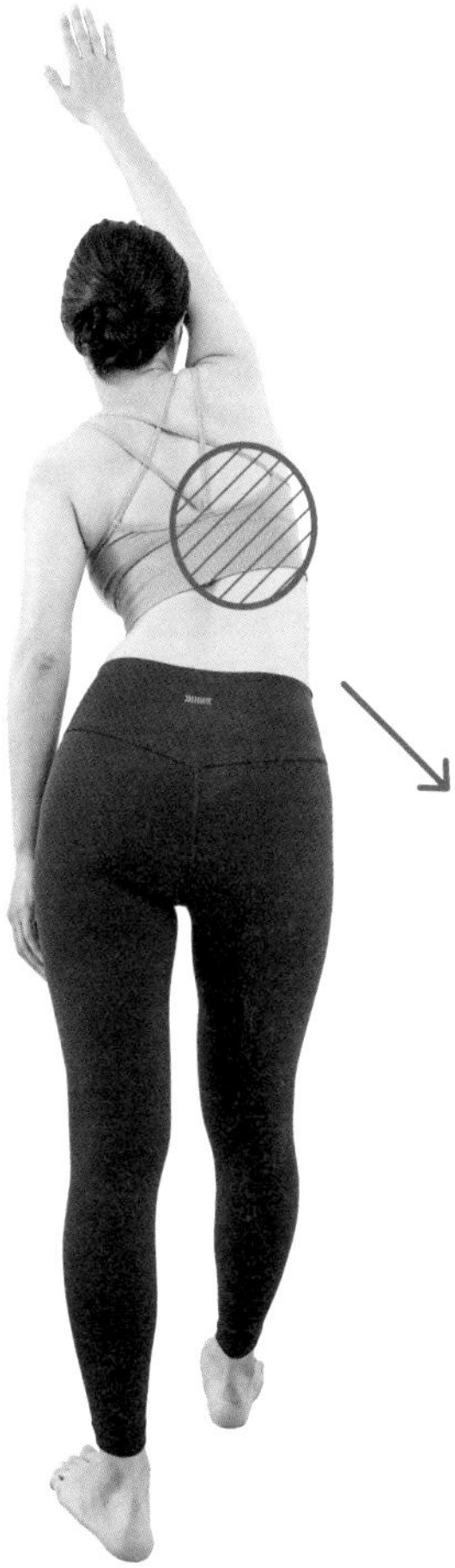

骨盤を右下に引っ張る

Arrange

背中の筋肉を縦方向にも伸ばす

両足を揃えて壁の前に立ち、両手を頭の高さにつきます。体を下に落とすように脱力すると、背中の筋肉は縦方向に伸びます。いろいろな方向にストレッチをするとより骨膜がほぐれやすくなります。

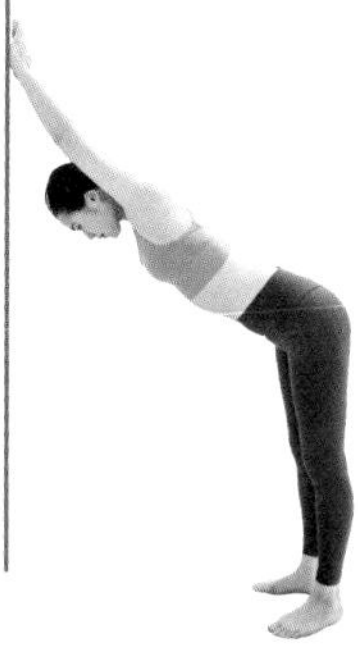

巻き肩の影響を受けて、腕も内側にねじれるため、硬くなるのが肩の下で腕の外側。肩関節の位置を巻き肩状態でロックしてしまう。

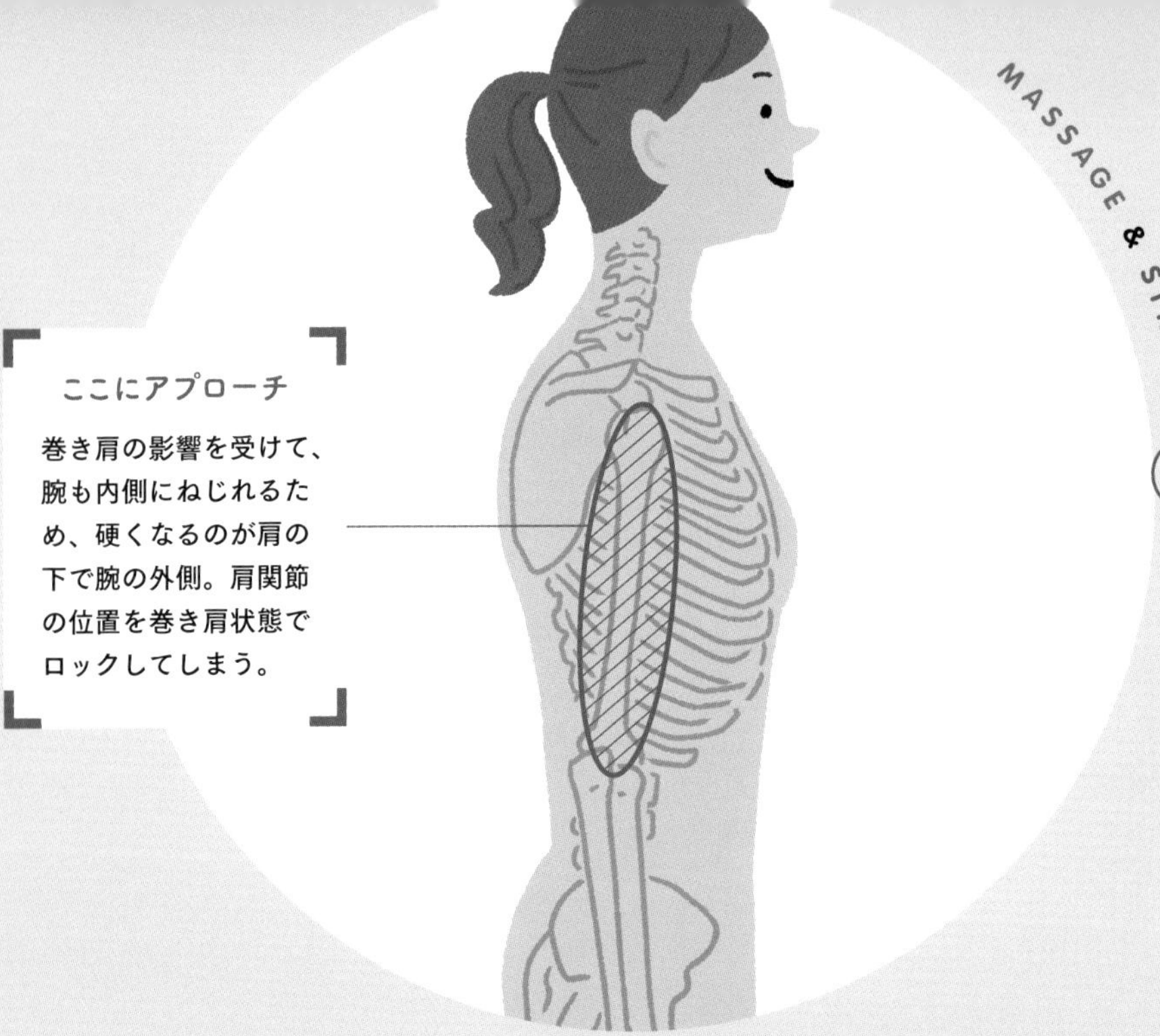

巻き肩に追い打ちをかける
腕の外側のねじれを解消

腕の外側を緩めると
肩コリや腕のだるさが消える

肩が内側に巻いてしまうことの悪影響は、背骨を猫背姿勢の形状に記憶するだけではありません。肩とともに腕も前側に引っ張られてしまいます。腕の外側の筋肉は肩や肩甲骨の動きと深く関係しています。肩の位置は本来、耳の下あたりにあるのが理想なのに、内側へ巻くと背中や肩の筋肉を前へ引っ張って肩や背中がコリます。また、肩甲骨が開いて寄せづらくなることでも肩や背中にハリ感が生じます。腕のねじれをとって連動する肩や肩甲骨の位置を正すことが肩コリの解消につながります。

MASSAGE 3 骨膜マッサージ

肩コリをつらくする 腕の外側のねじれを緩める

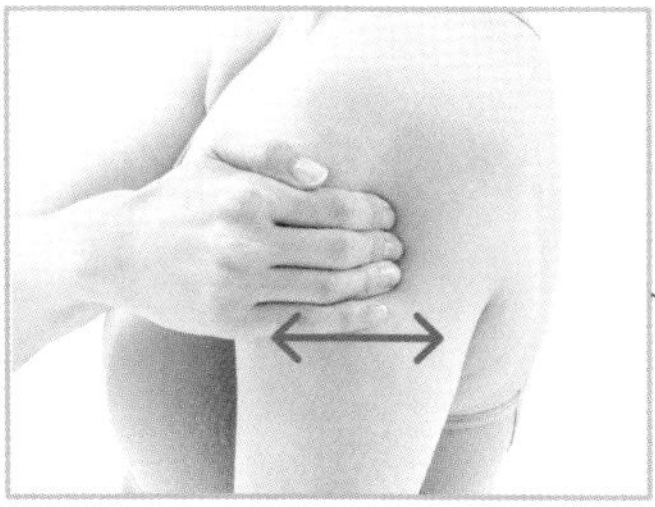

体の中心の方向に圧をかける。指先ではなく指の腹を使って指を押し込むようにすると骨に当たる。これ以上押せない、という部分を左右に動かしてマッサージ。

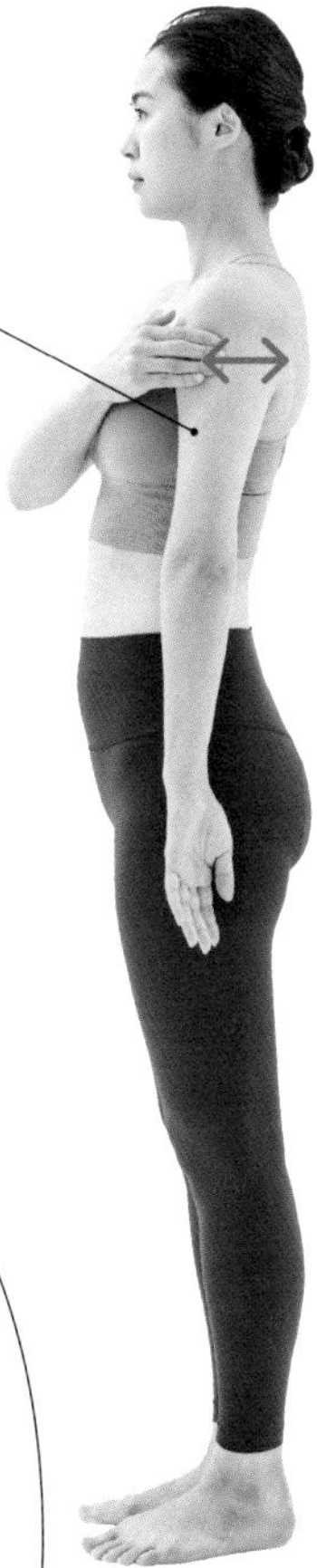

1

右手の人差し指〜薬指までの３本の指を左の腕の外側に当てたら圧をかけ、マッサージする。反対側も同様に行う。

左右各 **30** 秒

Point!

腕の外側をつかみづらい場合は、右のひじを左手で押すようにすると腕の外側をつかみやすくなります。

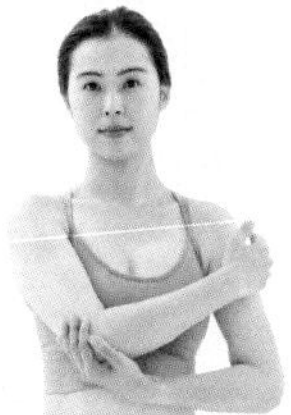

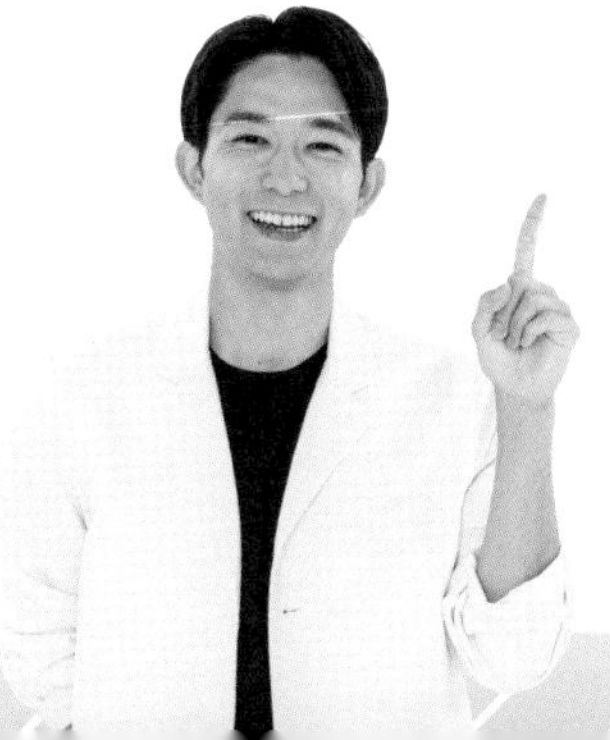

STRETCH 3 骨膜ストレッチ

肩と背中を前へ引っ張る
腕の外側をしっかり伸ばす

1

左腕を肩の高さまで上げる。

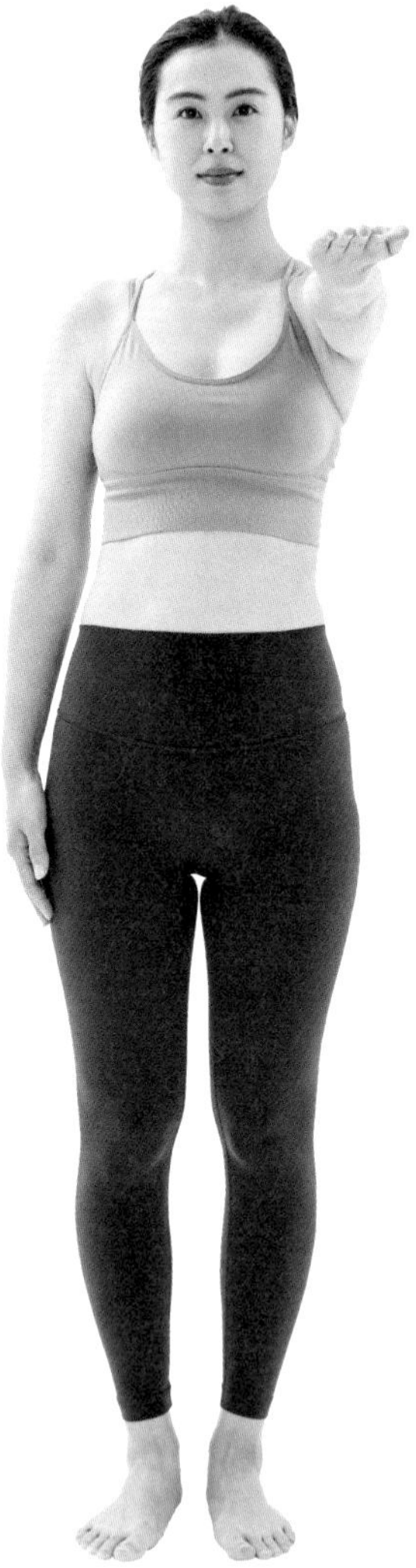

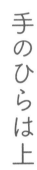

Point!

マッサージやストレッチを行う前に、肩を後ろに数回回しましょう。それだけで胸が開くようになり、肩が正しいポジションに戻ります。

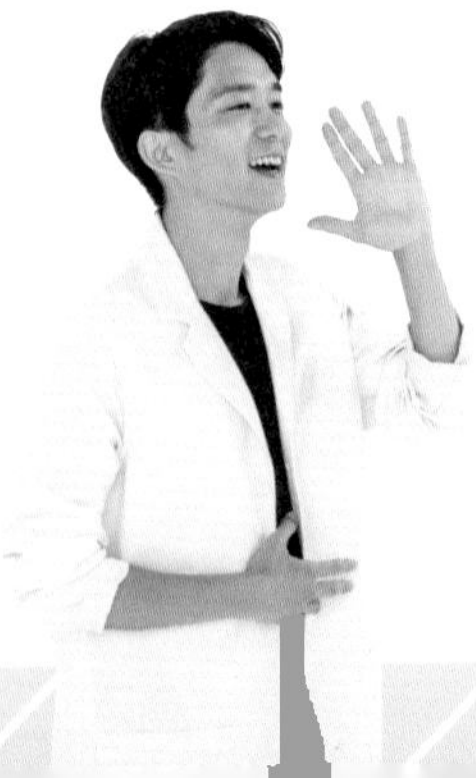

腕は肩の高さでピンと伸ばす

2

左腕を右に向け、右腕で左腕を下からホールドする。腕の外側が伸びているのを感じながらキープ。反対側も同様に。

左右各30秒

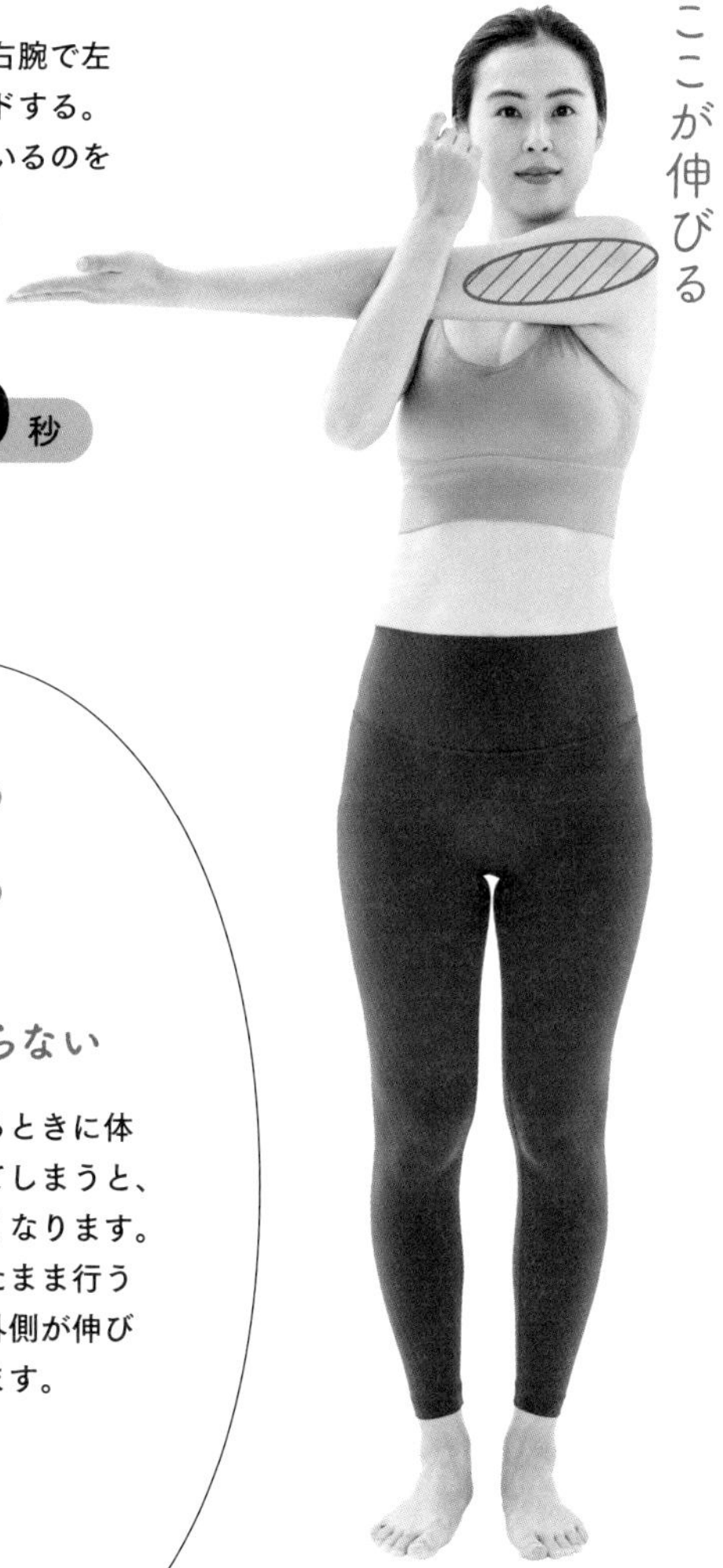

×

NG

体ごとねじらない

腕をホールドするときに体を後ろにひねってしまうと、腕の伸び感が弱くなります。体を正面に向けたまま行うのが正解。腕の外側が伸びる感覚が得られます。

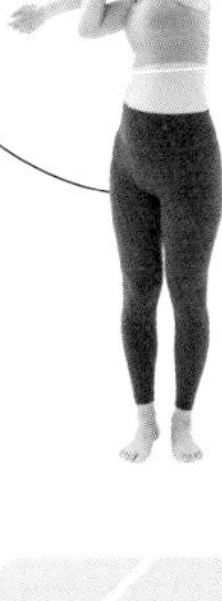

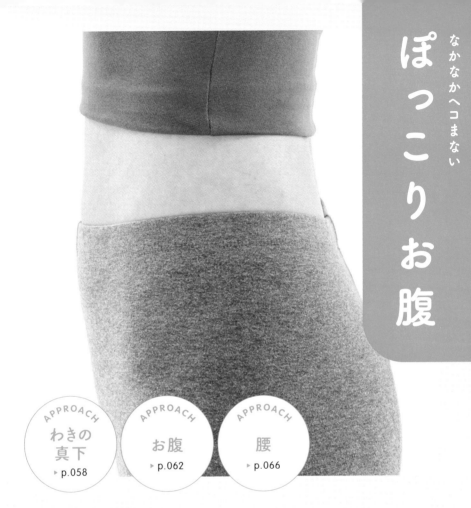

なかなかヘコまない

ぽっこりお腹

APPROACH わきの真下 ▸ p.058
APPROACH お腹 ▸ p.062
APPROACH 腰 ▸ p.066

わきの下、お腹、腰の順に緩めて骨盤の位置を正すことが大切

ぽっこりお腹の原因は、腰痛と共通点が多く、骨盤の位置が関係。猫背で骨盤が後傾すると、体幹部を支えるお腹の圧力が低下。腹部は上下からつぶされた状態になり、内臓が下がってお腹が前に出ます。さらに、お腹の筋肉が使えず、代謝が低下して脂肪がつきやすくなります。

また、骨盤が前傾すると反り腰になり、お腹が前に突き出ることに。これを脱するには、体をまっすぐにキープすること。肩甲骨と連動するわきの下、縮んだお腹、腰の順番で骨膜を緩めると、ぽっこりお腹の解消になります。

Check!

後ろを振り向けるor向けない、どっち？

かかとを付け、つま先を少し開いて立ち、
手を胸の前でクロスして振り向きます。
後ろを振り向ける、向けない、左右差の有無などをチェック。

× BAD

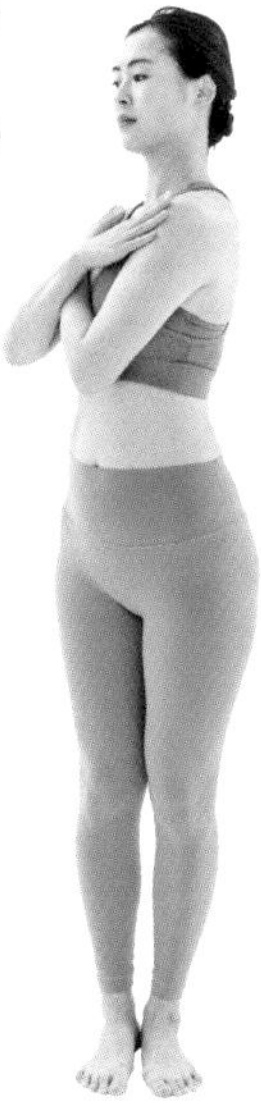

○ GOOD

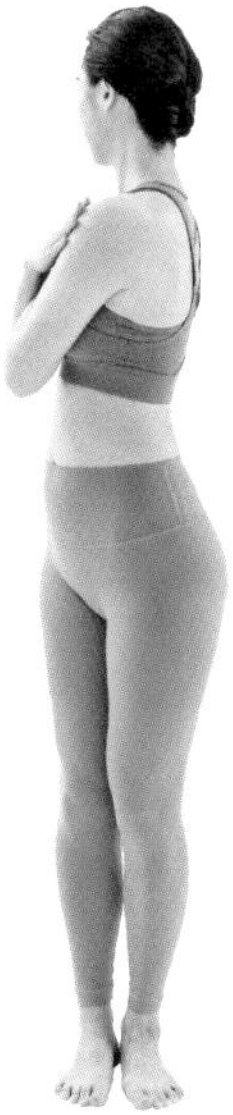

ぽっこりお腹になりやすい人

わきの下が硬く、肩甲骨の動きが悪い人の特徴です。肩甲骨をうまく寄せられないことから、連動する骨盤が前傾または後傾し、反り腰や猫背になり、腹圧が低下することで、お腹が前に突き出たぽっこりお腹の姿勢になってしまいます。

ぽっこりお腹になりにくい人

わきの下の柔軟性のチェック。ここは肩甲骨と連動していて、柔軟性があり動かしやすいため肩甲骨を寄せて体を起こすことができます。前かがみの姿勢になりづらく、骨盤の位置が安定し、お腹が突き出ない姿勢になります。

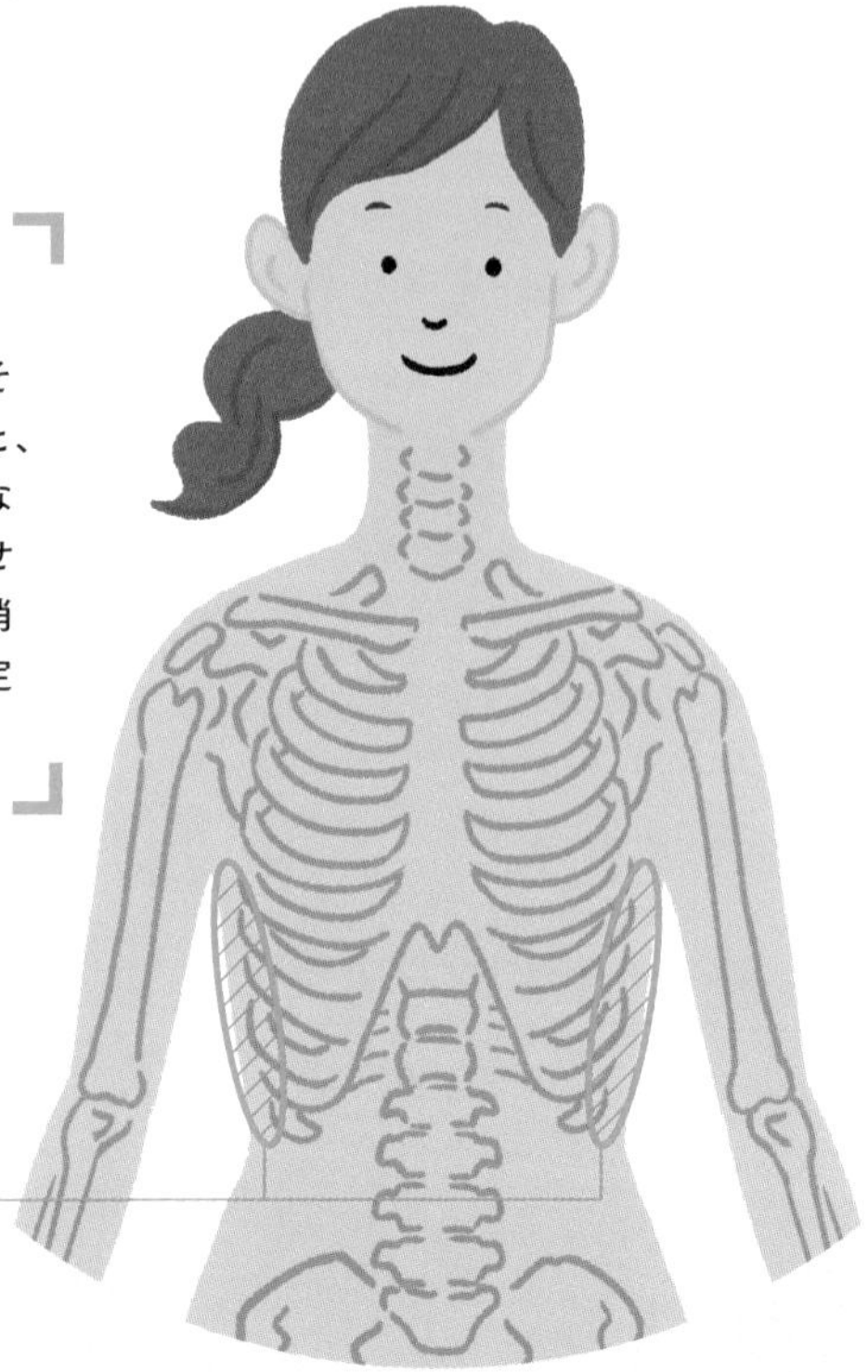

ここにアプローチ

わきの真下の筋肉とその奥の骨膜を緩めると、肩甲骨の動きがよくなります。肩甲骨を寄せることで巻き肩が解消し、骨盤の位置が安定します。

わきの真下を緩めると体をまっすぐ起こせる姿勢に

肩甲骨を正しい位置にロック 姿勢が整い、お腹がヘコむ

　ぽっこりお腹の解消には、腹筋運動が手っ取り早いと思うかもしれませんが、それは大間違い。腹筋をしても骨盤の位置や肩の位置は変わりません。お腹が突き出たままの姿勢で、お腹の表層の筋肉だけを固めてしまうのです。

　ぽっこりお腹解消の第一歩は、体を起こせるように肩の位置を正して肩甲骨を寄せること。その働きをするのがわきの下。ここを緩めると肩甲骨が寄せやすくなり、連動して骨盤の位置も整います。すると猫背や巻き肩になりづらくなり、体幹部でお腹を支えられ、お腹を突き出しにくくなるのです。

MASSAGE 1 骨膜マッサージ

肋骨に指を添わせて わきの真下を緩める

肋骨を乗り越えるように

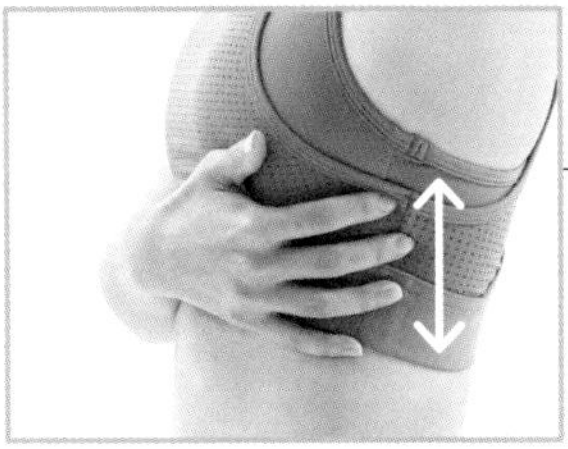

指を当てる部分はわきの下の背中寄りではなくわきの真下。指の腹で圧迫し、肋骨を乗り越えるようにして上下に動かす。

わきの真下

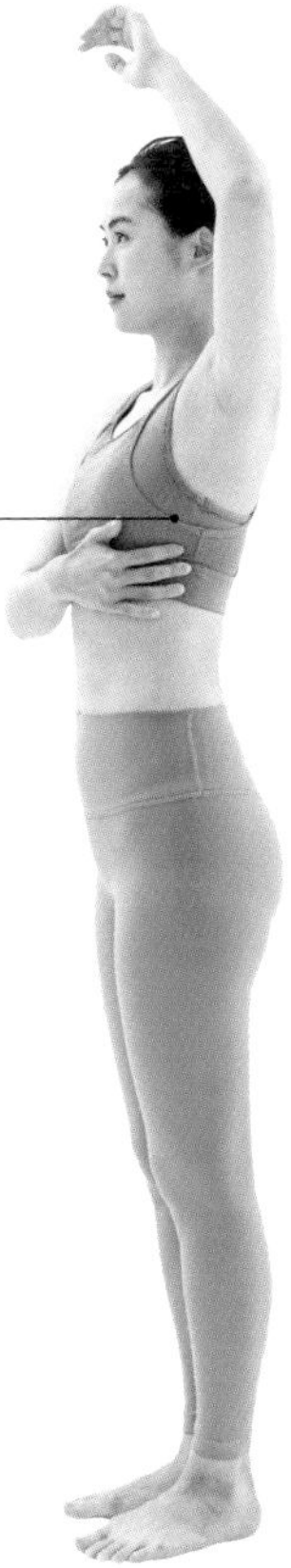

1

左腕を上げて右手の人差し指～薬指までの３本の指をわきの真下に当て30秒マッサージ。反対側も同様に。

左右各 **30** 秒

猫背のままでマッサージをしないこと

体をまっすぐに起こすには、肩甲骨を寄せて胸を開くことが必要。しかし猫背は肩甲骨が開いた状態なので、緩める効果が半減してしまいます。

NG

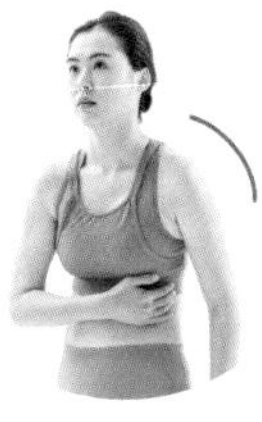

STRETCH 1 骨膜ストレッチ

骨盤と肩を引き離すようにして わきの真下をぐーんと伸ばす

肩を後ろに回してからスタート

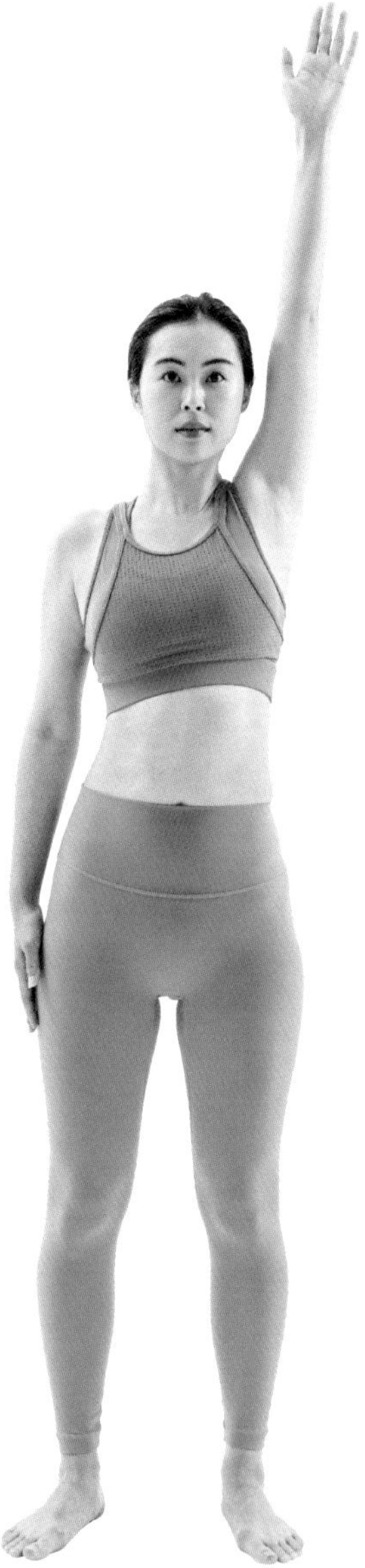

1

脚を肩幅に開き、左腕を上げる。

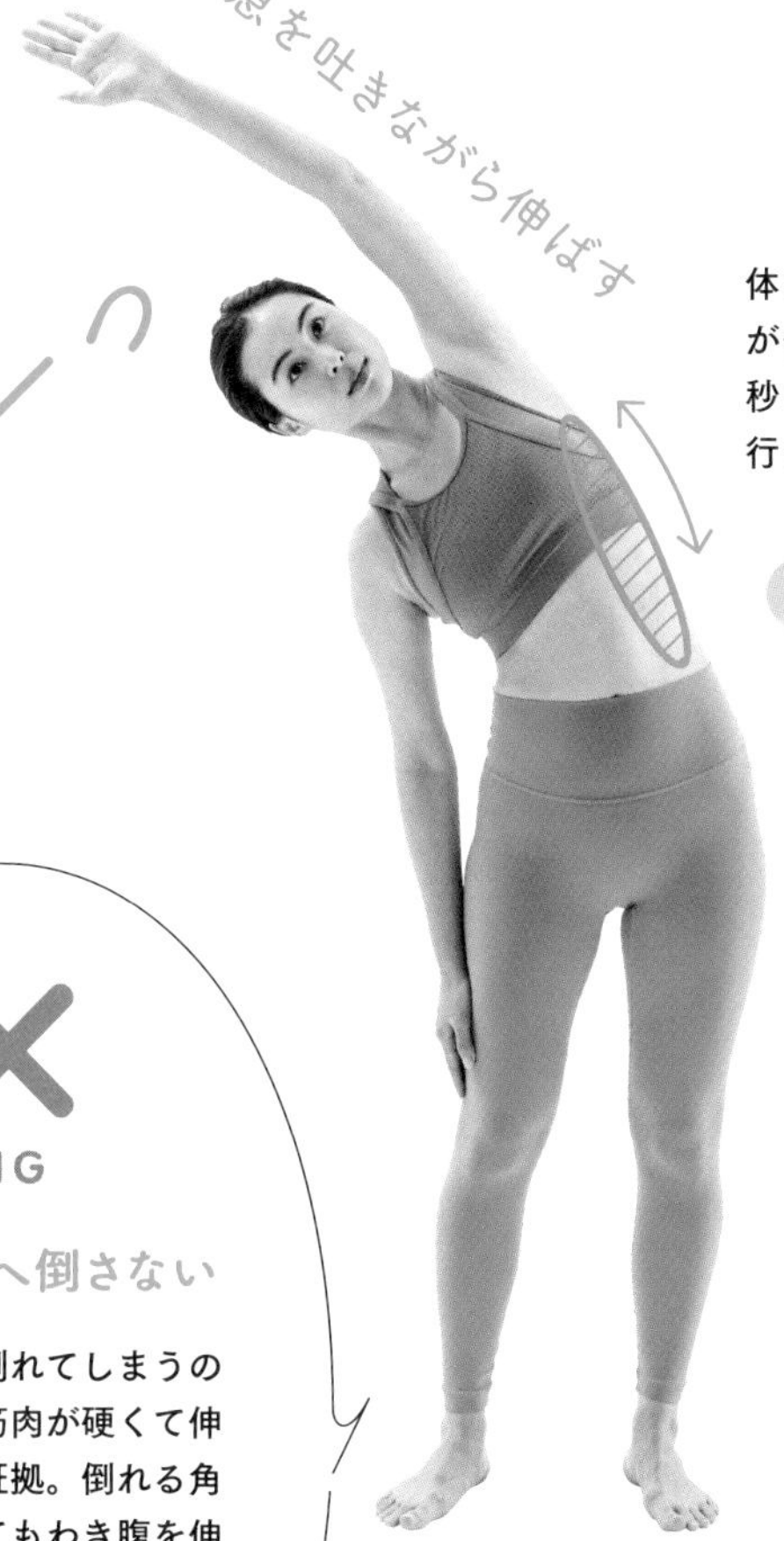
息を吐きながら伸ばす
ふーっ
骨盤と指先で
引っ張り合う

2

体を右に倒してわきの真下が伸びるのを感じたら30秒キープ。反対側も同様に行う。

左右各 **30** 秒

NG

体ごと前へ倒さない

体ごと前へ倒れてしまうのはわき腹の筋肉が硬くて伸びていない証拠。倒れる角度は小さくてもわき腹を伸ばすことを意識しましょう。

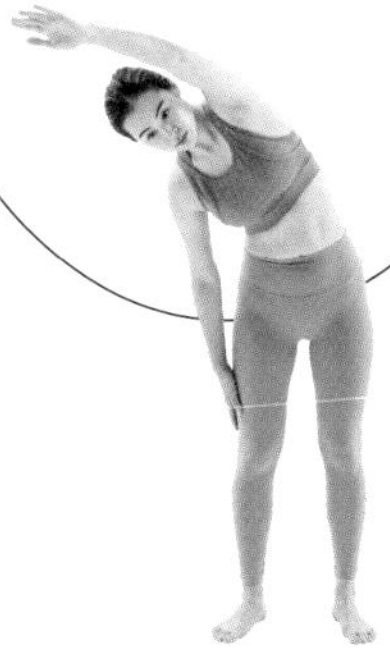

Arrange

少し後ろに倒すと伸び感がアップ

横に倒すことが余裕でできたら、ほんの少しだけ後ろに倒すことを意識。わき腹の伸びる方向が変わるので柔軟性が上がります。

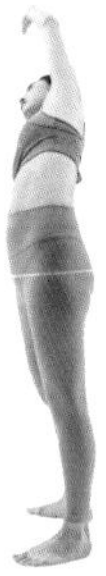

MASSAGE & STRECH 2

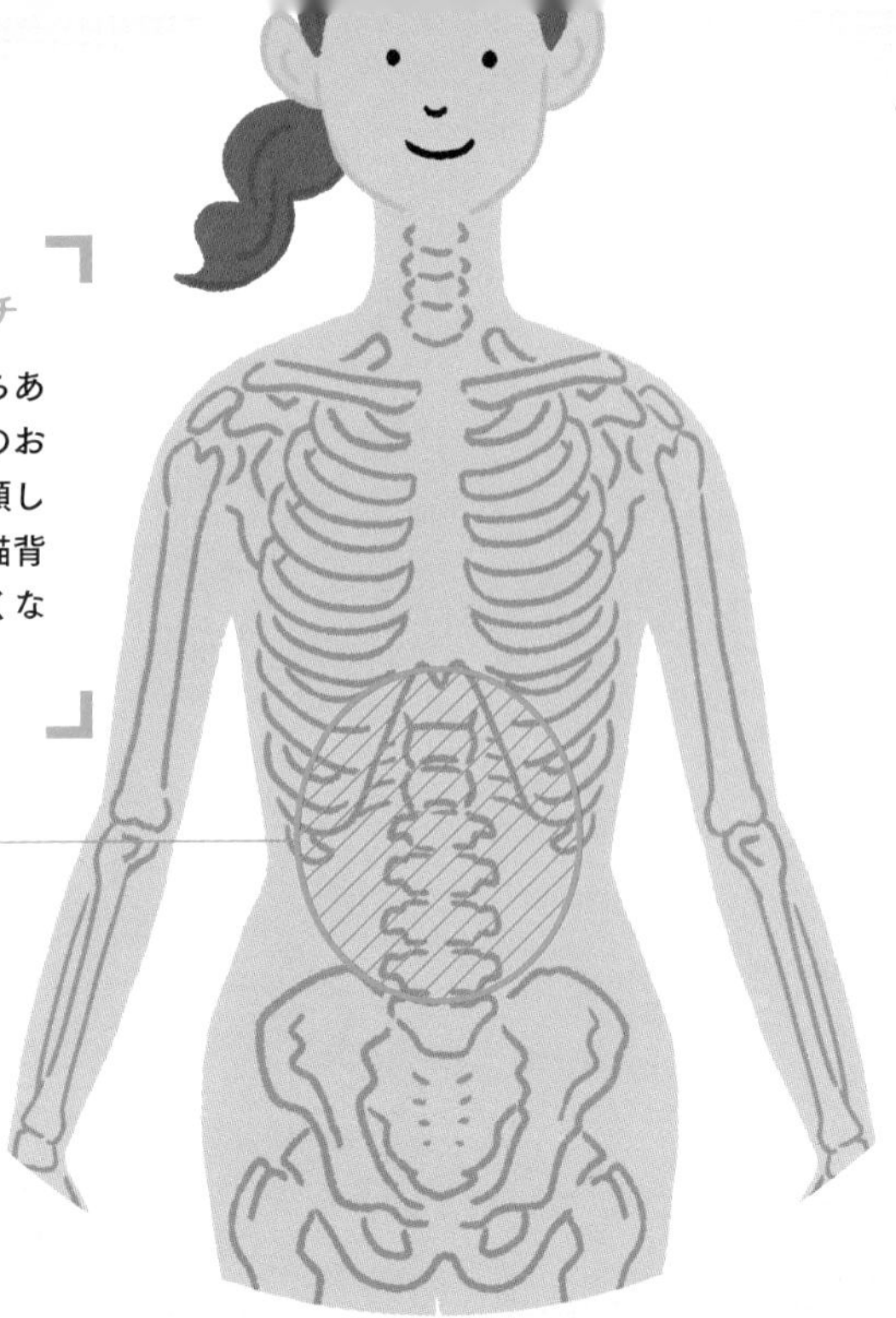

ここにアプローチ

肋骨の下のみぞおちあたりから骨盤までのお腹全体。骨盤が後傾して巻き肩になると猫背になり、縮んで硬くなるのがここ。

縮こまったお腹を緩めて腰への負担を減らす

お腹の真ん中を緩めて代謝を上げる

ぽっこりお腹の解消には、腹筋運動はまったく必要ありません。60歳くらいまで、腹筋のパワーはそこそこあります。パワーをつけるよりも、使えるようにすることが大切。猫背でお腹が縮んだり、反り腰でお腹が引っ張られたりすると、お腹まわりは硬くなり、体幹部ではなく腰で体を支えるようになるためお腹が出てしまい、代謝が低下して脂肪がつきやすくなります。そこで大切なのはお腹を緩めること。骨盤の位置が整いやすくなり、日常の動作でお腹を使えれば代謝も上がり、脂肪がつきづらくなります。

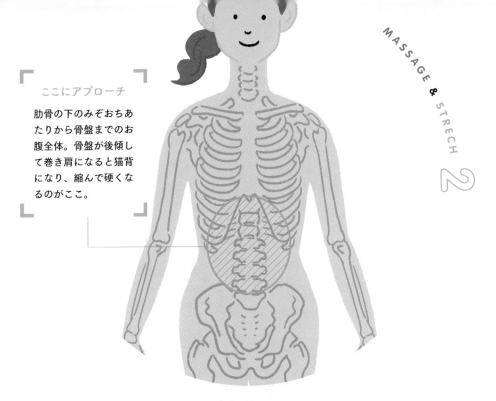

MASSAGE 2 骨膜マッサージ

お腹を緩めると姿勢が安定する

1

仰向けになり、人差し指～薬指までの3本の指で肋骨をつかむようにして圧迫する。同じ要領でみぞおちから外側に向かって位置を変えて圧迫。

1回 **30** 秒

全身脱力

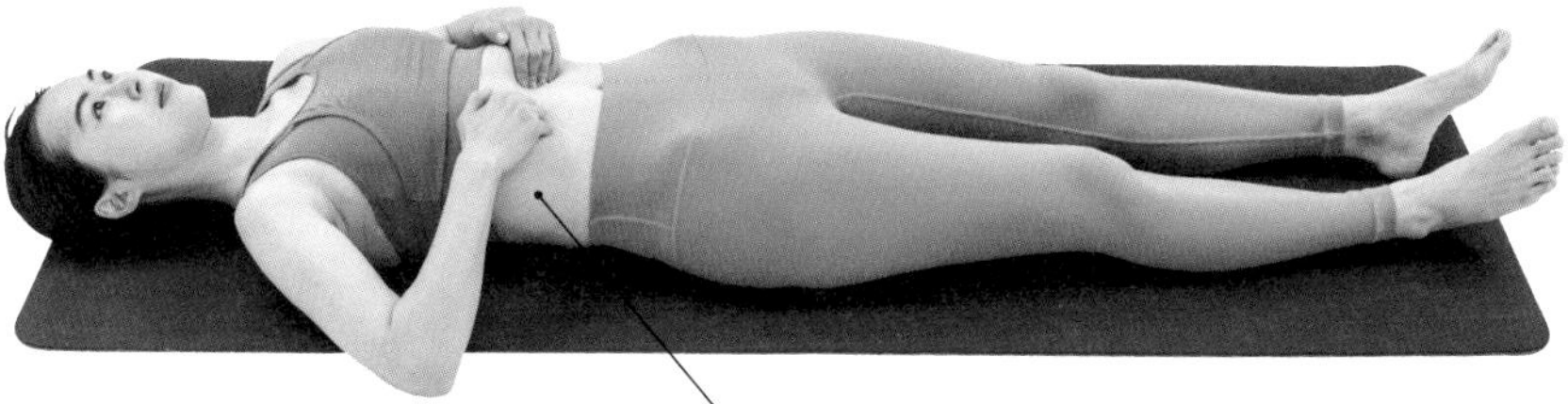

肋骨の下に指を添わせる

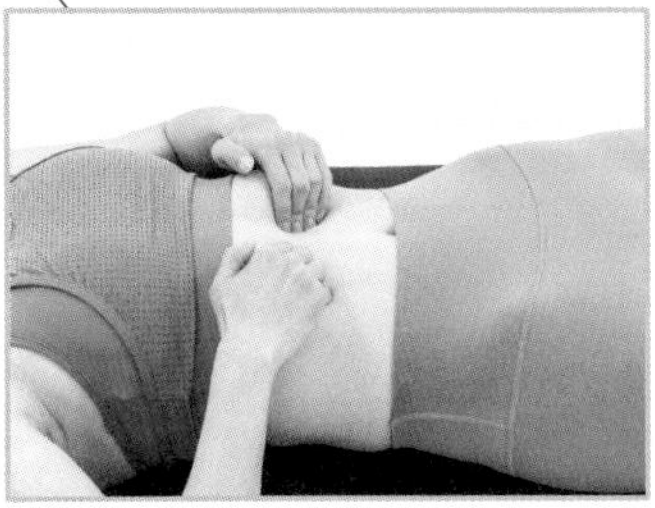

息を吸ったり吐いたりしながら、より肋骨の奥までつかめるように呼吸をする。

Point!

仰向けになったとき、肩が内側に巻いてしまわないように。腕は体の横に置いて手のひらを上に向けましょう。

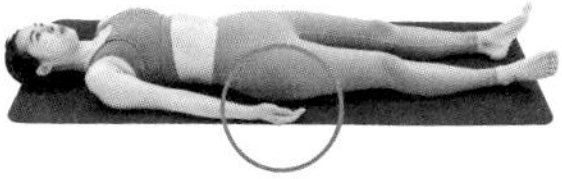

STRETCH
2
骨腹ストレッチ

縮まって使えないお腹を引き伸ばして柔らかくする

体幹力がUP

1

うつ伏せになり、全身脱力。
手のひらを肩の横より少し
前につき、上体を起こす。

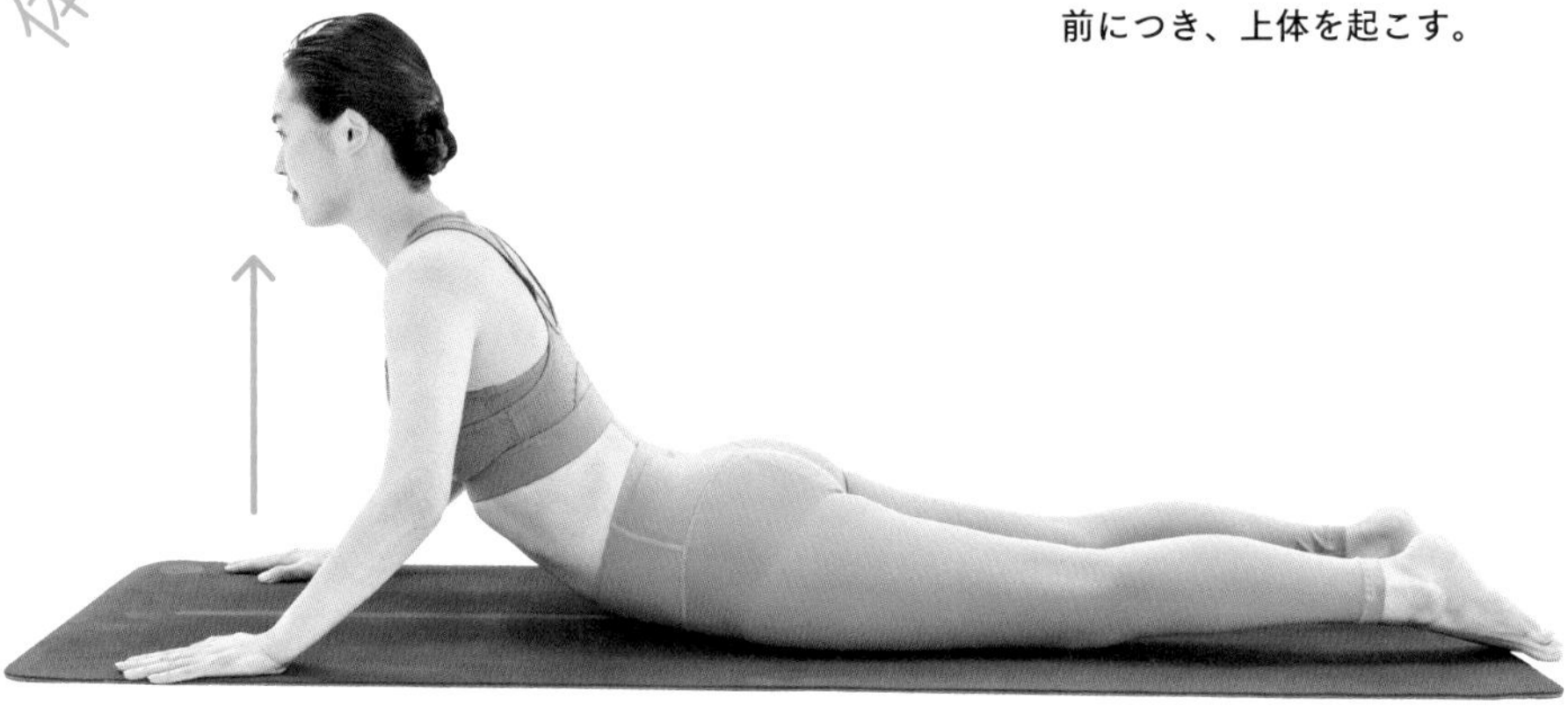

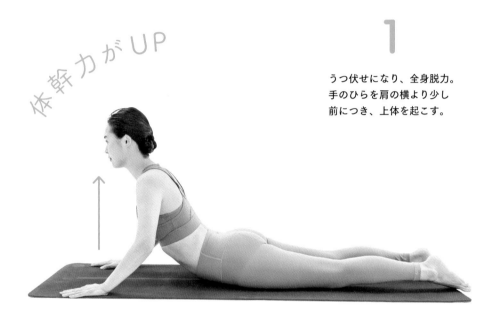

骨盤は床につけたまま
のイメージで！

2

右側の腹筋が伸びるー！

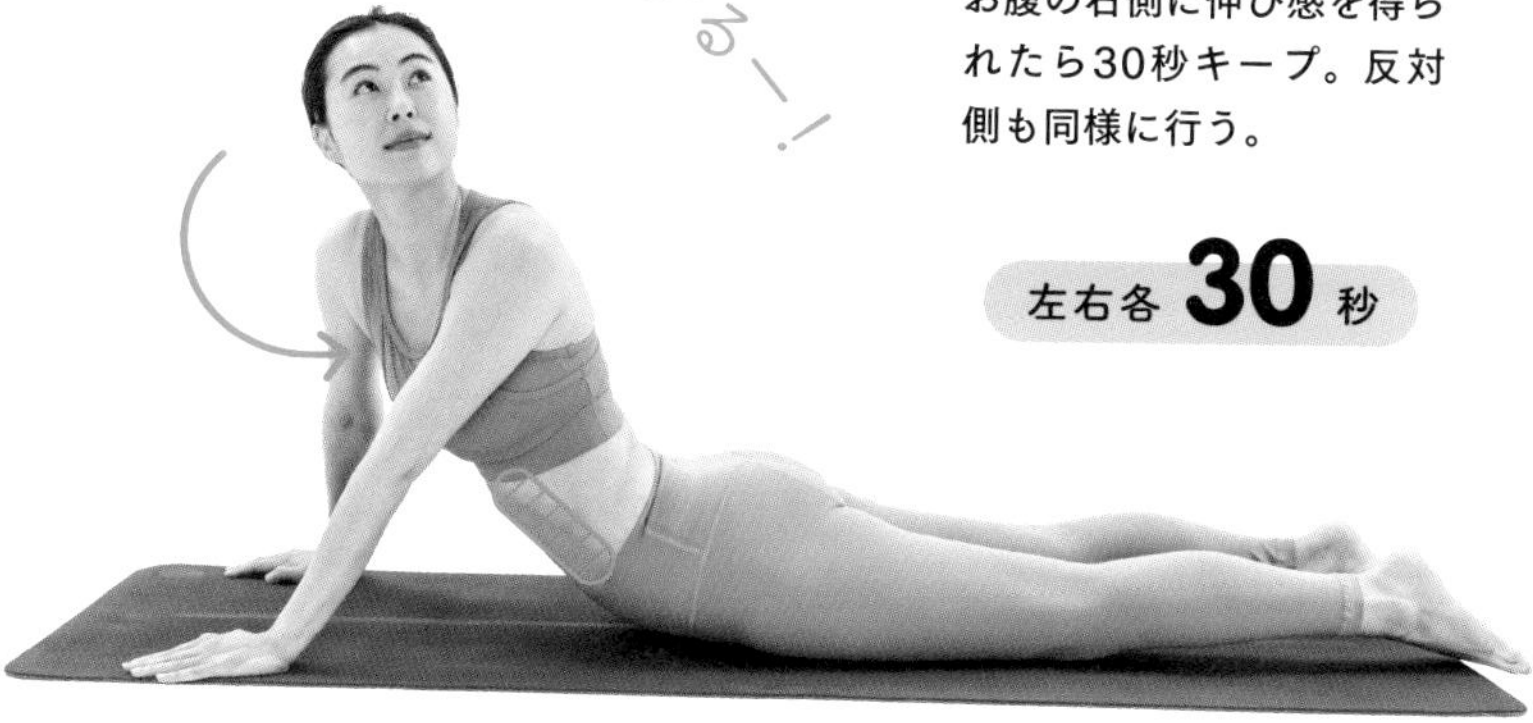

左斜め上に向かってひねり、お腹の右側に伸び感を得られたら30秒キープ。反対側も同様に行う。

左右各 30 秒

Point!

上体を起こして斜め上を向くときは伸ばしたいほうの骨盤と肩を引っ張り合うようなイメージで伸ばすと、しっかりストレッチができます。

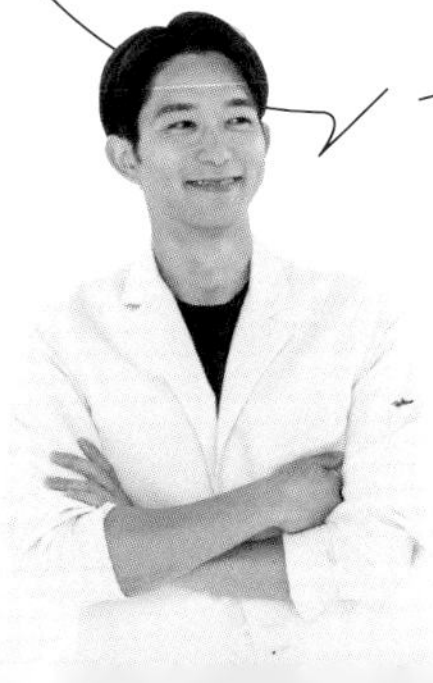

×

NG

骨盤を浮かせすぎないように注意

できるだけ体を反らそうとすると、おへそが床から離れて腰への負担が大きくなります。反らすことより、お腹を伸ばすことを意識しましょう。

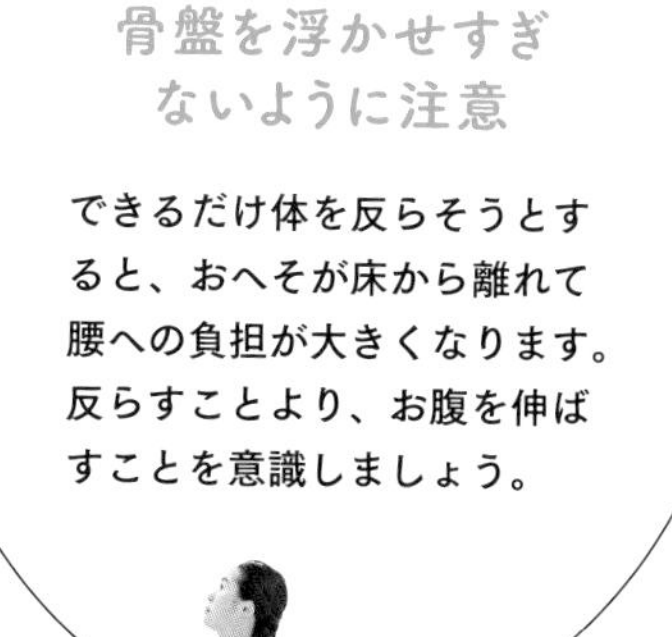

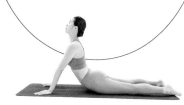

MASSAGE & STRECH 3

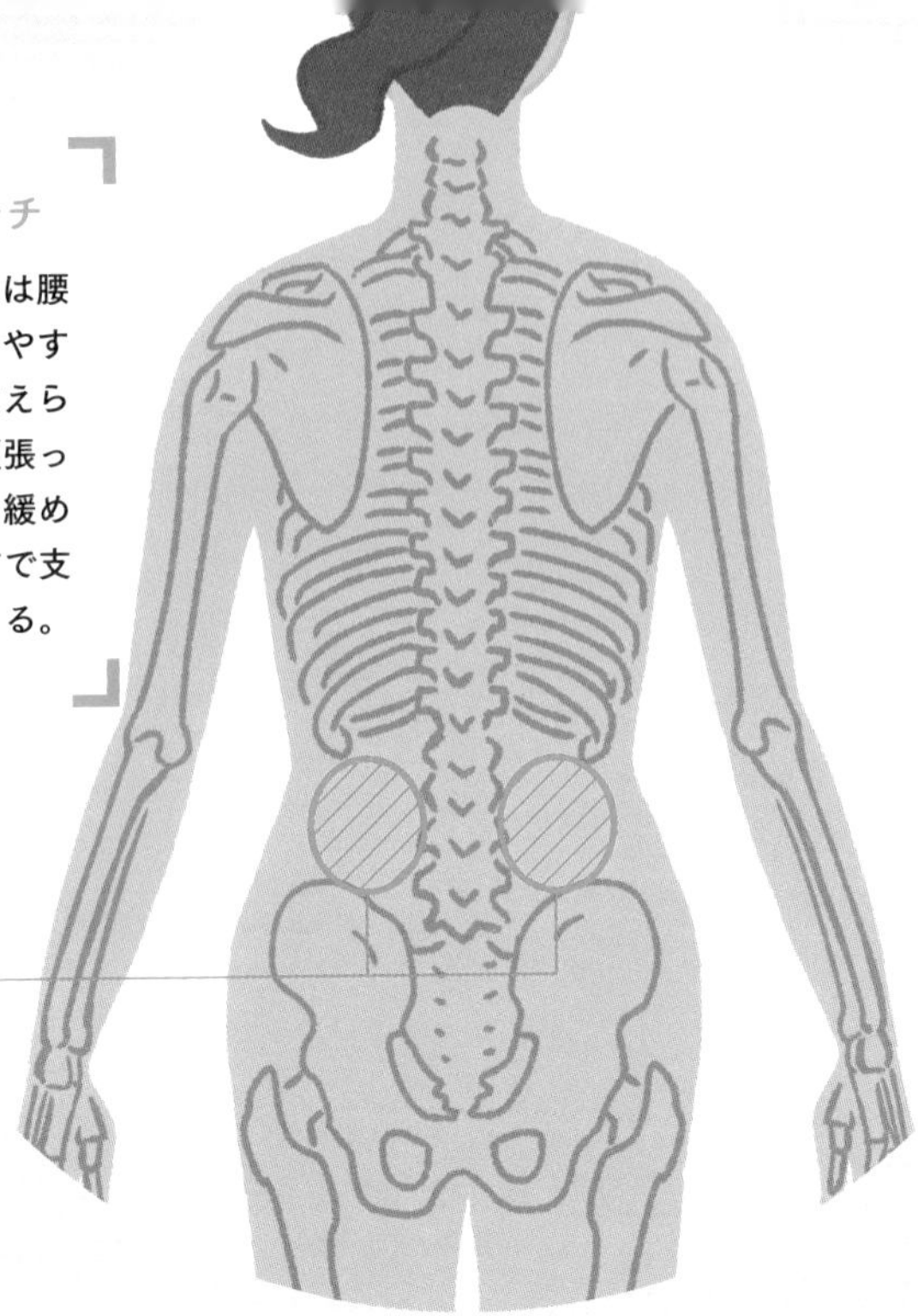

ここにアプローチ

お腹ぽっこりの人は腰がガチガチになりやすい。お腹で体を支えられない分、腰が頑張っているため。腰を緩めれば腰とお腹両方で支える力を分散できる。

負担を強いられている腰まわりを緩める

腰を緩めて腰とお腹で体を支えられるようにする

ぽっこりお腹の人は腰痛にもなりやすいです。骨盤が後傾なら腰は引っ張られ、反り腰なら腰は縮み、どちらも硬くなります。そして体を支えようと腰で頑張るので腰はガチガチ。これが慢性化すると、腰痛になるのです。ぽっこりお腹と腰痛は紙一重です。

腰に負担がかかる姿勢が形状記憶されると、骨盤の位置もそれに合わせて間違った位置でロックされます。まずは腰を緩めてそのロックをはずし、正しい位置でロックし直すことが大切です。余裕があれば腰痛のマッサージ&ストレッチを加えるとさらに効果的です。

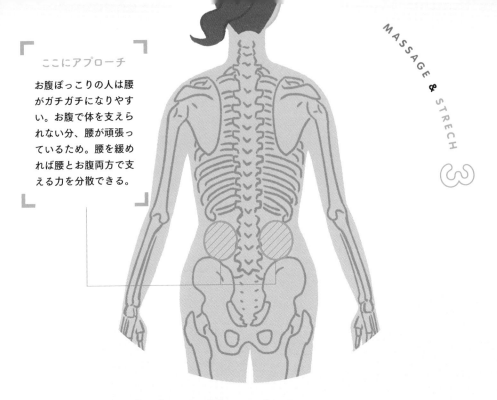

MASSAGE 3 骨膜マッサージ

親指で圧をかけて 腰の奥のほうの骨膜を緩める

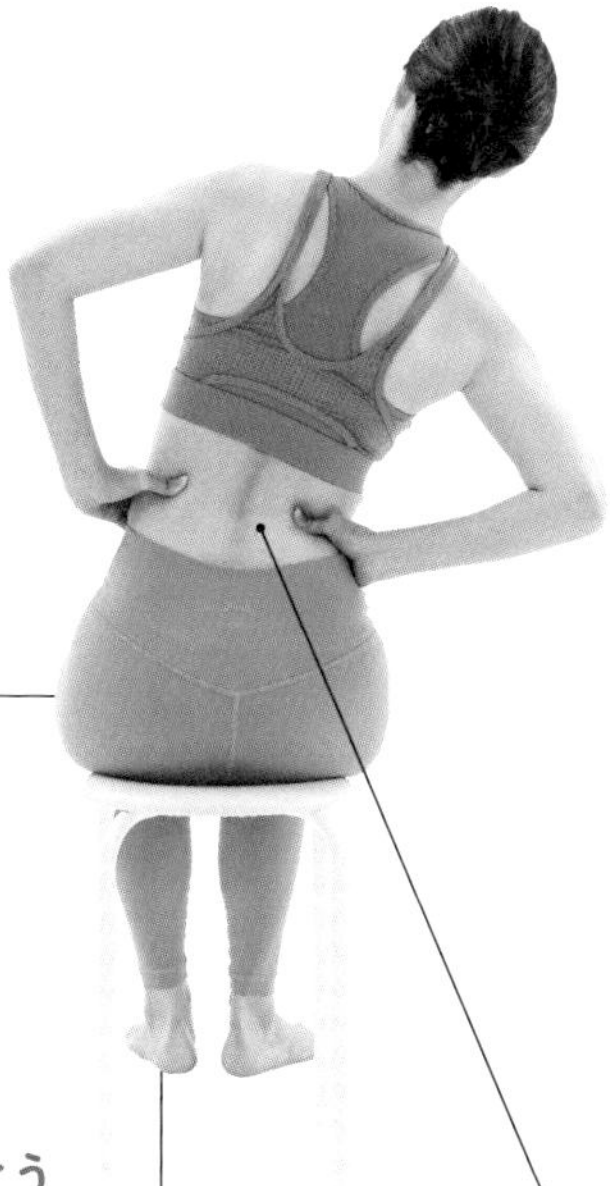

1

腰に親指、お腹側に残りの４本の指を添えて腰をつかむ。

2

右の親指で右側の腰を圧迫しながら体を右に倒して5秒、左に倒して5秒で1セット。これを３セット行う。

左右各 5 秒

× 3 セット

✕ NG

猫背にならないよう注意！

猫背になると、その姿勢を支えようと腰が硬くなります。猫背のままでマッサージを行うと腰まわりが硬いままなので骨膜にアプローチできません。

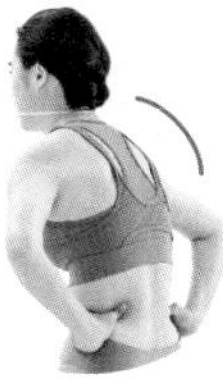

ギューッと腰を圧迫

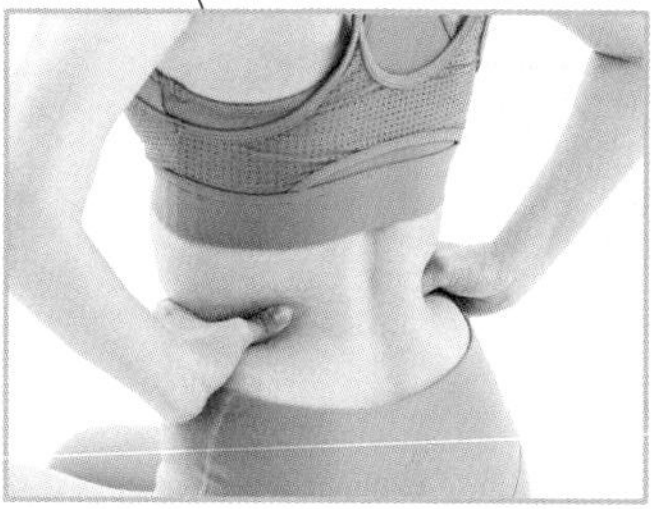

腰の筋肉は固まっているので、表面だけでなく親指を筋肉に対して垂直に押し込む感じで圧迫する。

STRETCH 3 骨膜ストレッチ

体を斜め前に伸ばして
腰のカチコチを緩める

1

いすに座り、大きく脚を開く。

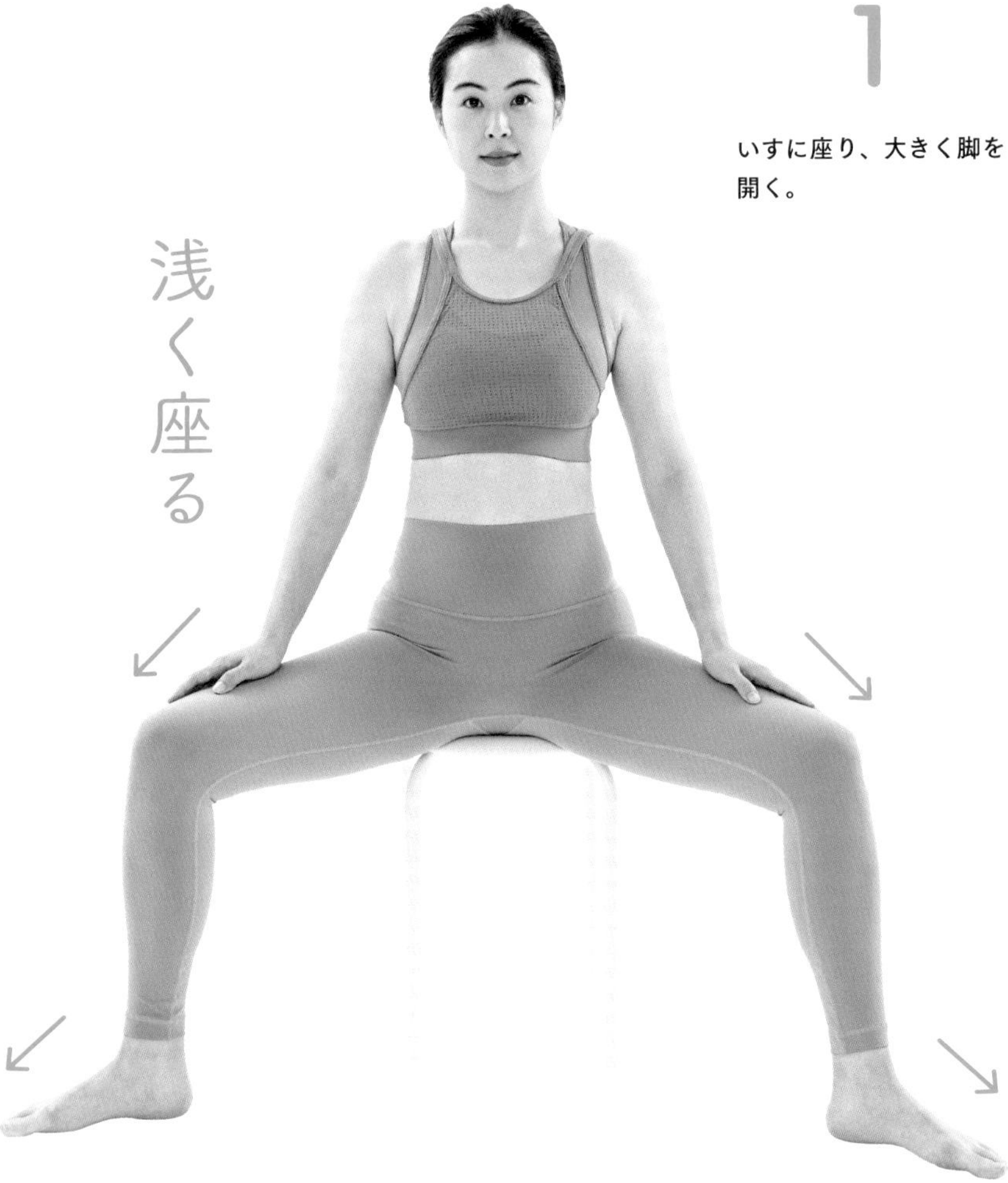

ひざとつま先は同じ方向に

指先をできるだけ遠くへ

斜め前に伸ばす

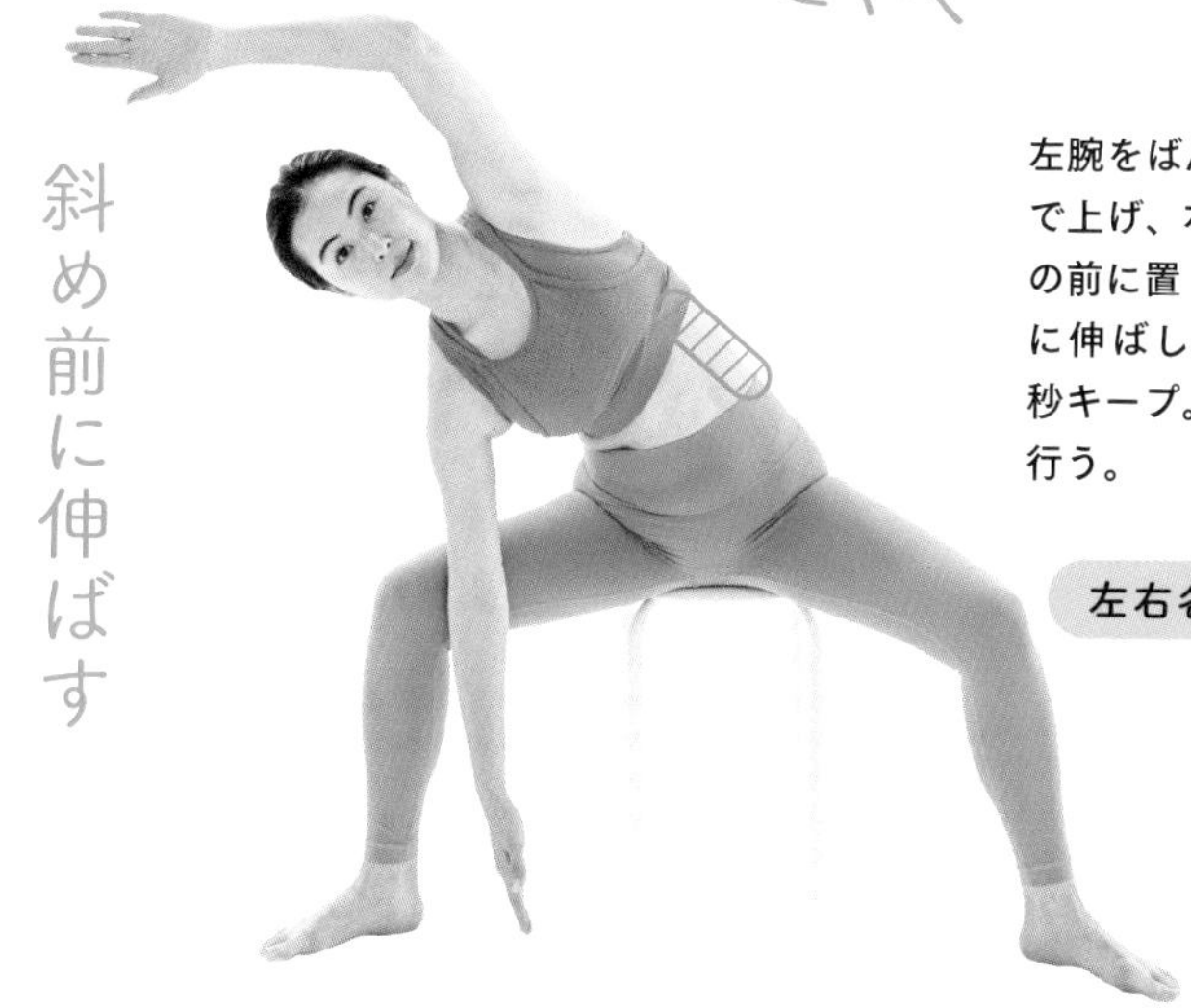

2

左腕をばんざいをする感じで上げ、右腕は右の内ももの前に置く。左手を斜め前に伸ばし、体を倒して30秒キープ。反対側も同様に行う。

左右各 **30** 秒

NG

真横に倒さない

真横に倒すと、伸びるのはわき腹。斜め前に向けて覆いかぶさるように手を遠くに伸ばすと、腰がしっかりストレッチされます。

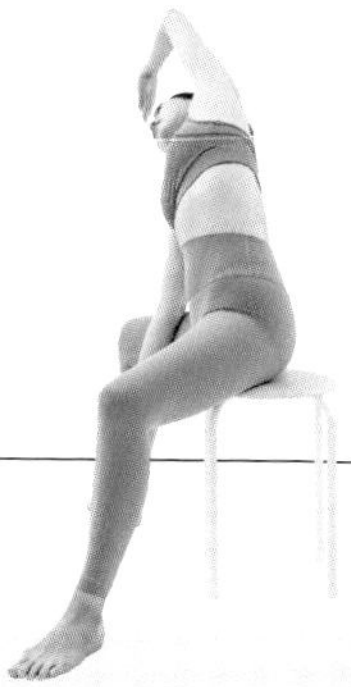

NG

小指を下に向けない

腕を上げる際に、巻き肩になったままです。背中や腰が硬いまま伸ばしても効果はあまり期待できません。

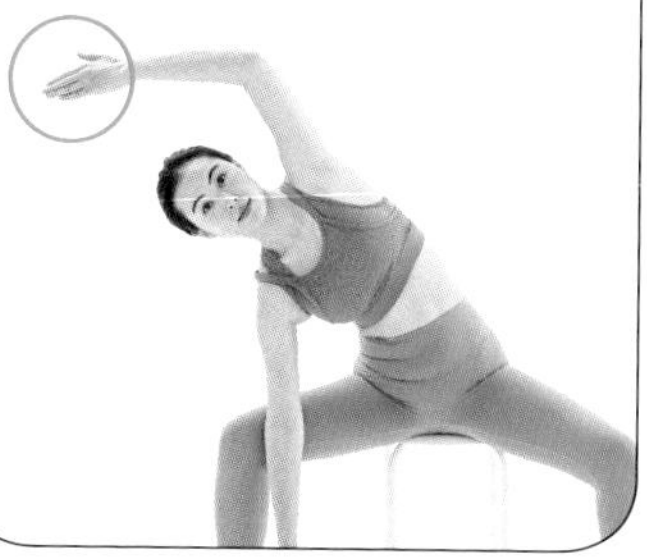

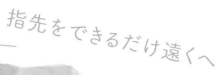

実年齢より老けて見える

二の腕・背中のたるみ

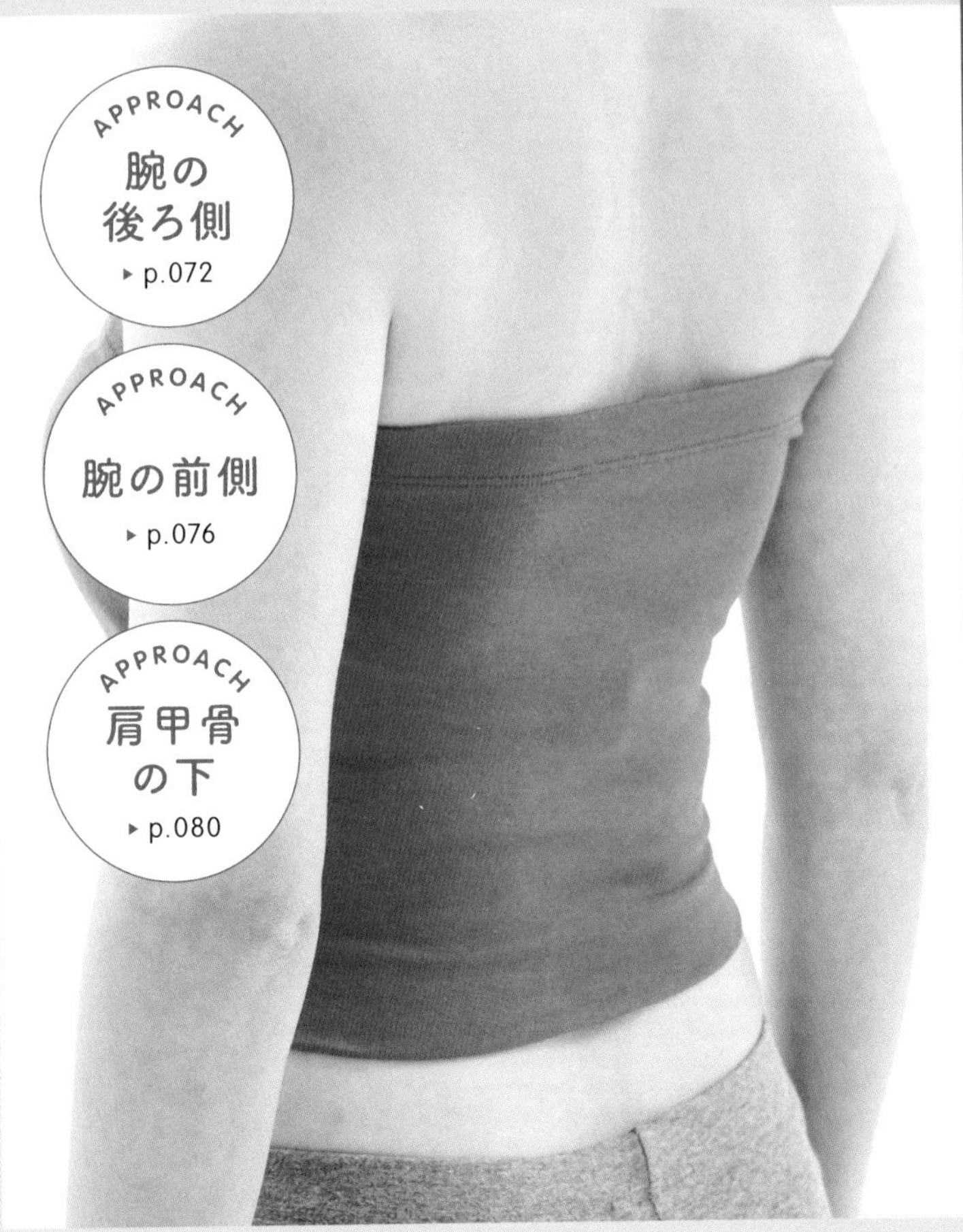

肩甲骨の位置を正して腕と背中を活性化

腕や背中を日常生活でうまく使えずに、代謝が落ちることと、筋肉を引き上げるパワーがなくなることで二の腕や背中はたるみます。これは巻き肩に起因します。

巻き肩だと腕が内側にねじれ、腕の後ろ側と背中は引っ張られ、腕の前側は縮んで筋肉が硬くなるため、本来の力を発揮できません。これを解消するには、腕の後ろ側、前側の骨膜にアプローチして肩の位置を正すこと。次に肩甲骨の動きをよくすることです。

巻き肩を解消できれば、腕や背中が使えるようになって代謝が上がり、脂肪がつきづらくなります。

Check!

手が届くor届かない、どっち？

片方の手は上から、もう片方は下から背中で手をつなぎます。
手が届くかどうか、左右差があるかをチェック。
腕や背中に柔軟性があるかどうかがわかります。

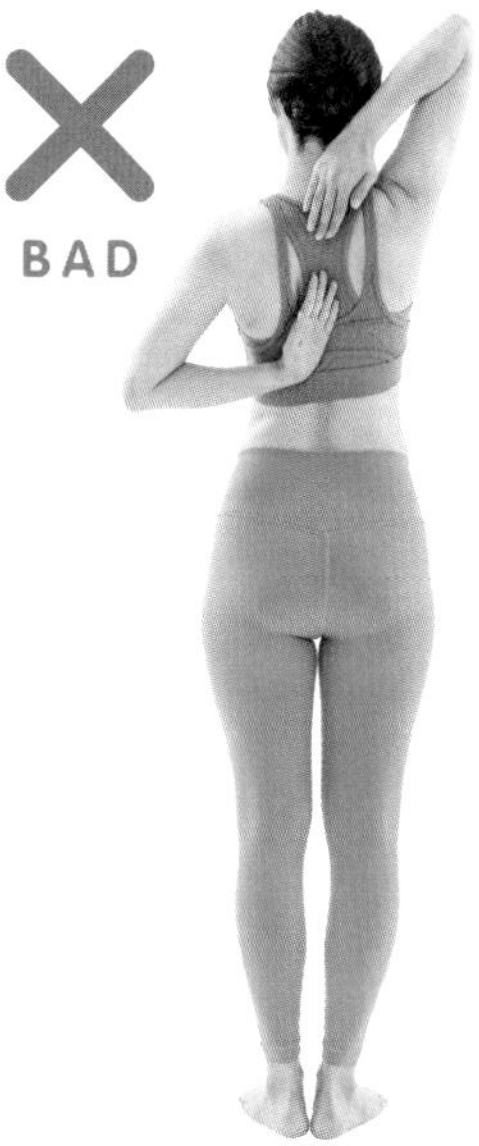

二の腕・背中がたるみやすい人

左右の手のどちらもつかない、もしくはどちらかしかつかない、つくけど指先が触る程度という人は、二の腕や背中がたるみやすいタイプ。原因は肩関節が間違った位置でロックされていることと肩甲骨の動きがよくないこと。腕や背中が硬くてうまく使えていません。

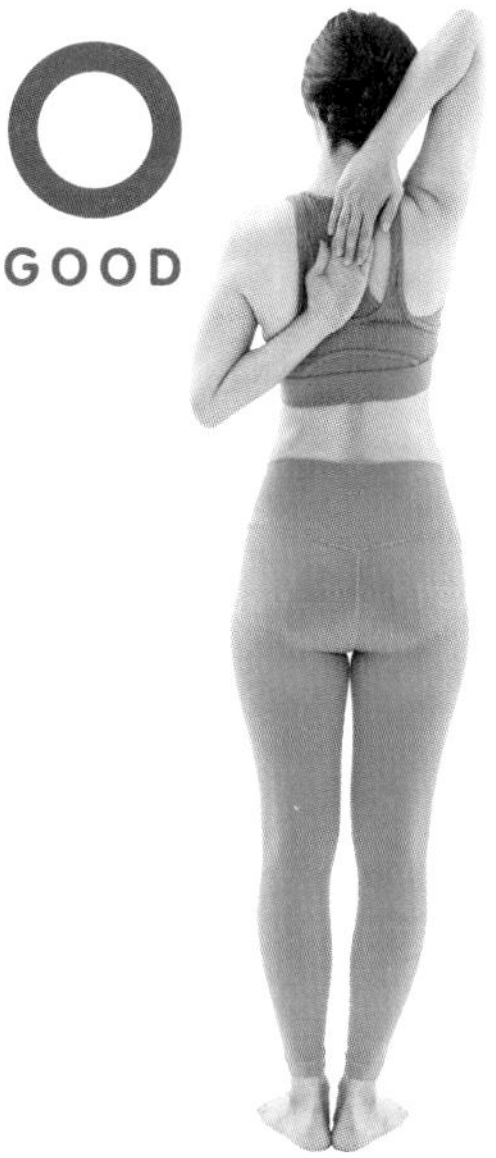

二の腕・背中がたるみにくい人

左右の手を入れ替えても、左右差なく背中で握手できるのは肩関節の位置が正しく、肩甲骨の動きがいい状態です。どこかの部位だけ使いづらいということが少なく、バランスがよいので代謝もよく、脂肪を燃焼しやすいため、たるみにくいタイプといえます。

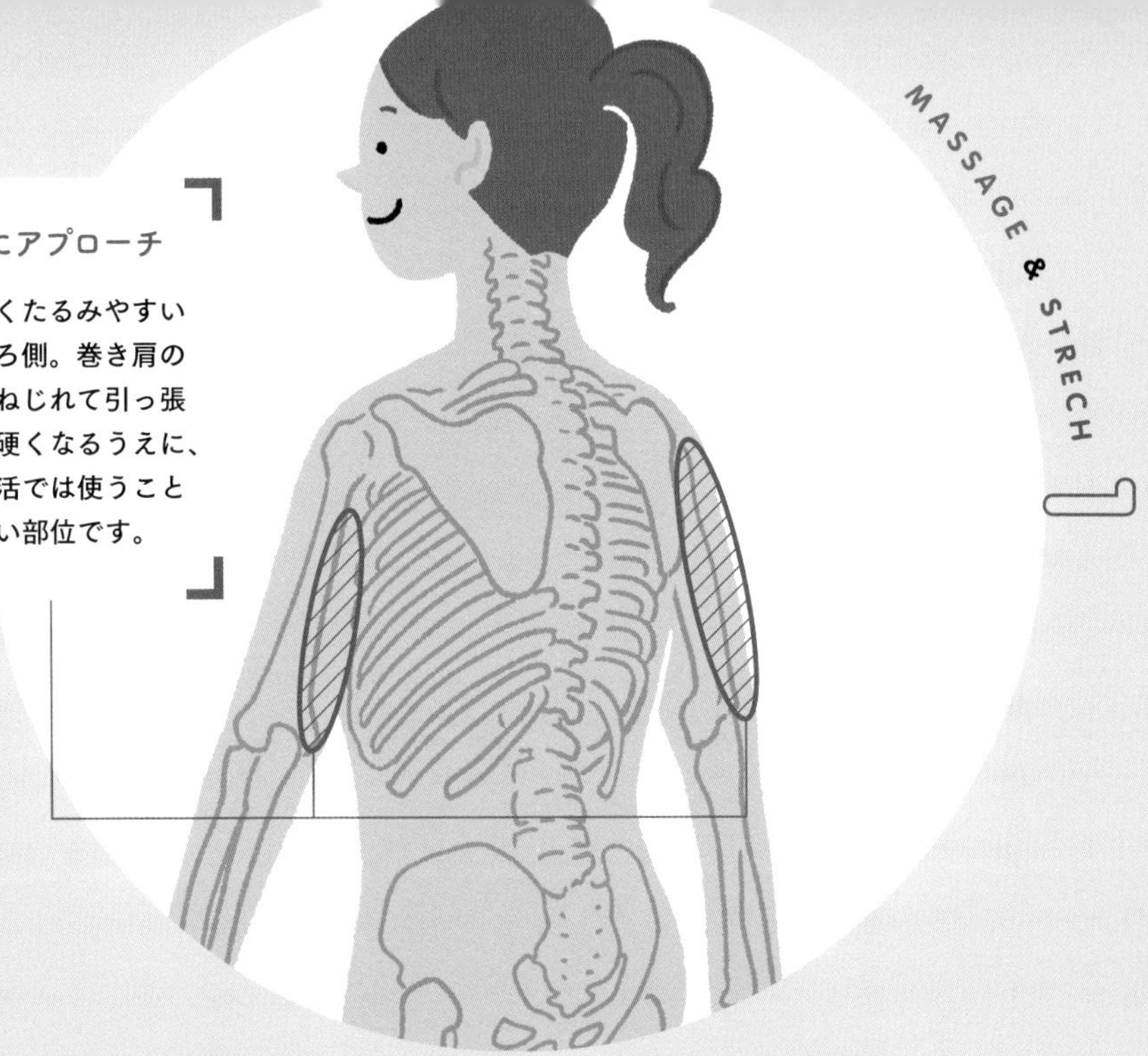

ここにアプローチ

とにかくたるみやすい腕の後ろ側。巻き肩の影響でねじれて引っ張られ、硬くなるうえに、日常生活では使うことが少ない部位です。

腕の後ろ側を緩めて伸ばして使えるスイッチを入れる

腕の後ろ側の振袖部分へのアプローチからスタート

二の腕のたるみといえば、後ろ側部分。脂肪がつきやすく、つけばたるむ。そのため、ボディラインが丸みを帯びて、全体的に太って見えてしまいます。

腕の後ろ側はひじを伸ばすときに使う筋肉で、日常的に動きが少ないため代謝が停滞して脂肪がつきやすい部位。さらに巻き肩だと、腕の内側がねじれたまま硬くなることでも働きが悪くなります。この骨膜を緩めると、内にねじれた肩が元の位置に戻りやすくなるうえ、連動している肩甲骨の動きもよくなり、腕、背中の両方の代謝が上がりやすくなります。

MASSAGE 1 骨膜マッサージ

腕の後ろ側をつかんで縦方向にほぐす

1

右手の人差し指〜中指までの3本を左腕の後ろ側に当てたら圧をかけ、マッサージする。反対側も同様に行う。

左右各 **30** 秒

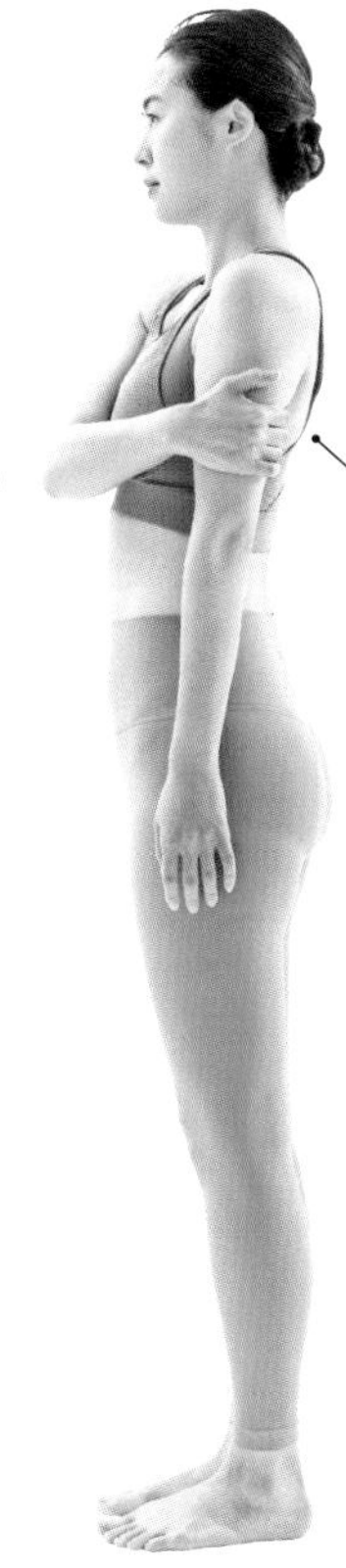

圧をかけたまま
上下にマッサージ

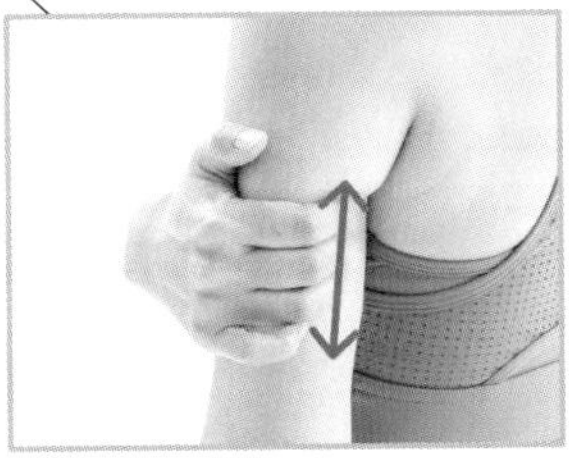

人差し指〜薬指までの3本の指を当てたら、前側に押し出すようにして指の腹で圧をかけ上下に動かしてマッサージ。

手のひらを正面にしない

手のひらが正面を向くと無駄な力が入ってしまい、腕の裏側が張ってしまいます。それが原因で腕の裏側が硬くなっているので、肩を後ろに2回、回して肩の位置を正してから行いましょう。

NG

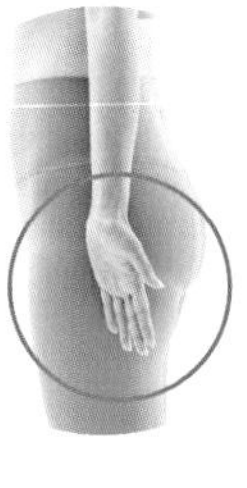

STRETCH
1
骨膜ストレッチ

壁と自分の体重を使って
腕の後ろ側を伸ばす

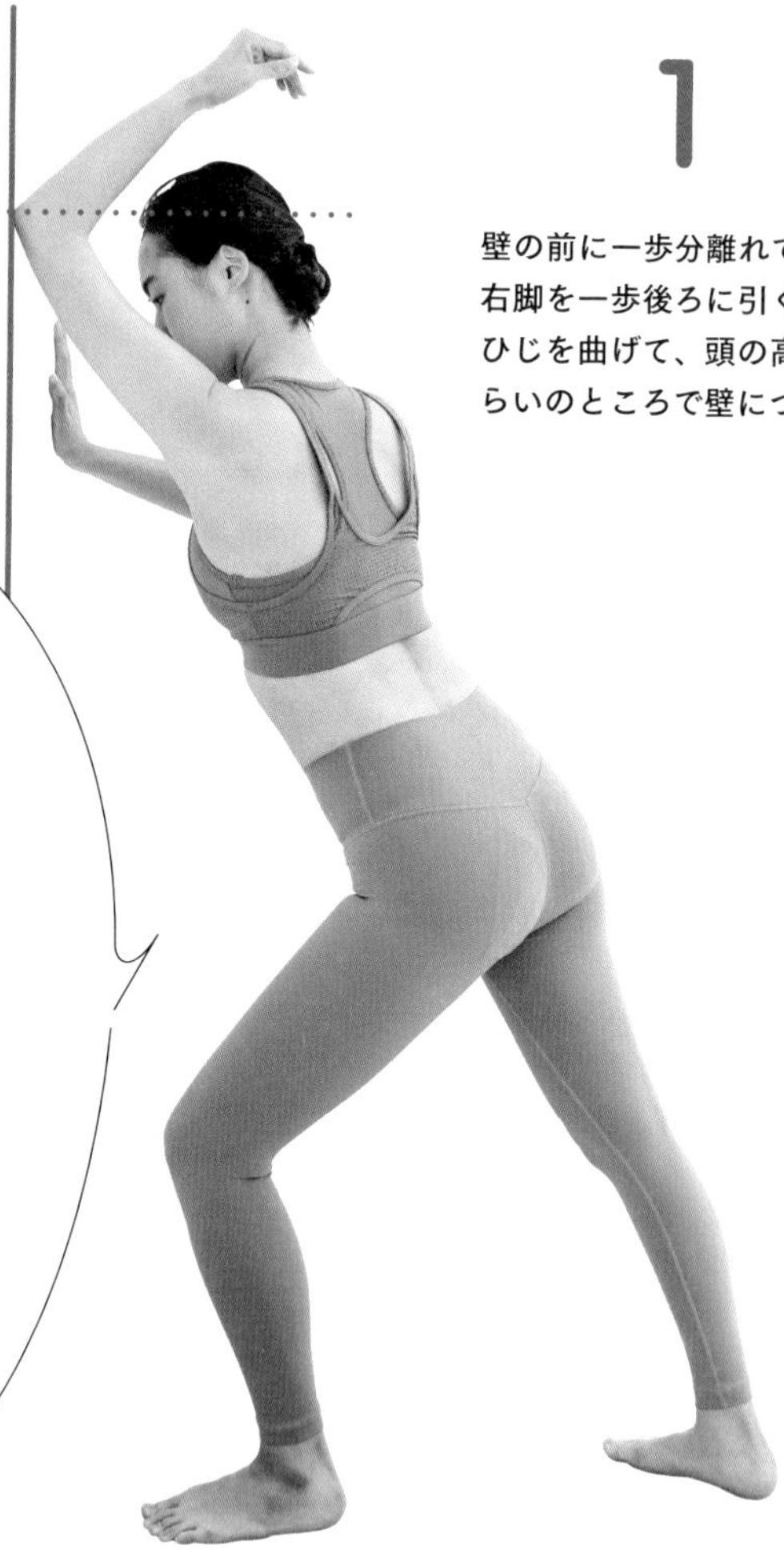

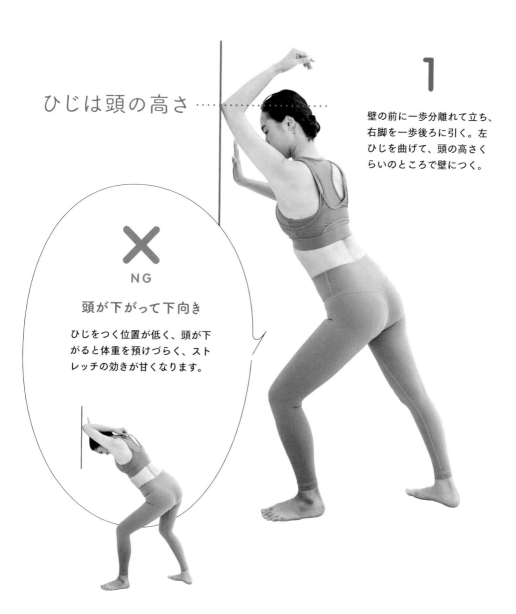

1

壁の前に一歩分離れて立ち、右脚を一歩後ろに引く。左ひじを曲げて、頭の高さくらいのところで壁につく。

✕

NG

頭が下がって下向き

ひじをつく位置が低く、頭が下がると体重を預けづらく、ストレッチの効きが甘くなります。

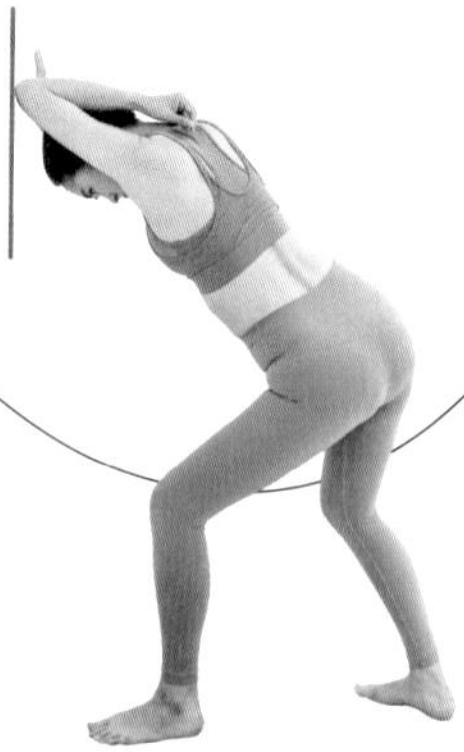

体重をひじに預けるように！

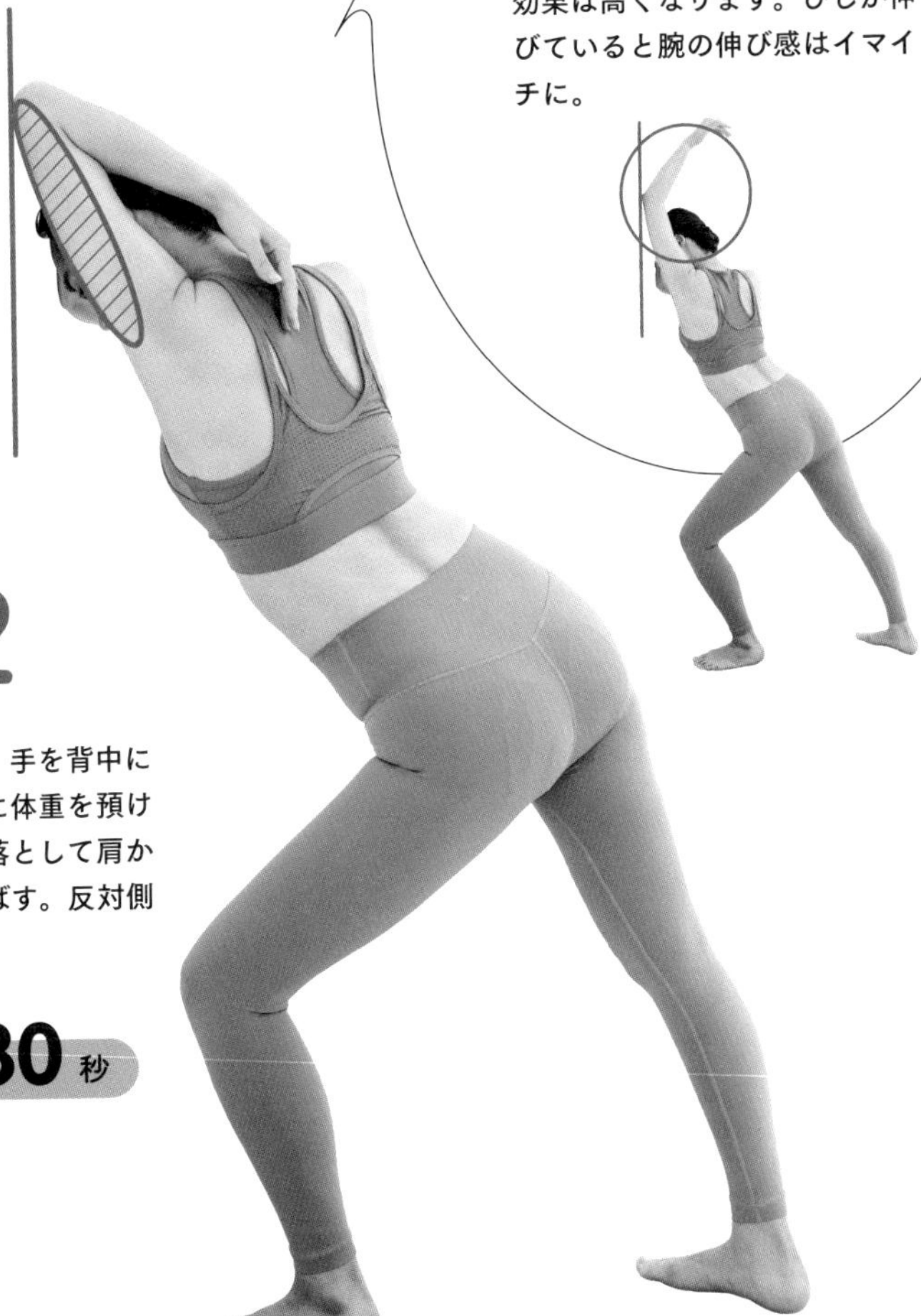

2

左ひじを曲げ、手を背中につける。左腕に体重を預ける感覚で体を落として肩からひじまで伸ばす。反対側も同様に行う。

左右各 **30** 秒

×

NG

ひじを曲げきっていない

ひじを曲げることで、硬くなった腕の後ろ側を伸ばします。さらに体重をかけるとストレッチ効果は高くなります。ひじが伸びていると腕の伸び感はイマイチに。

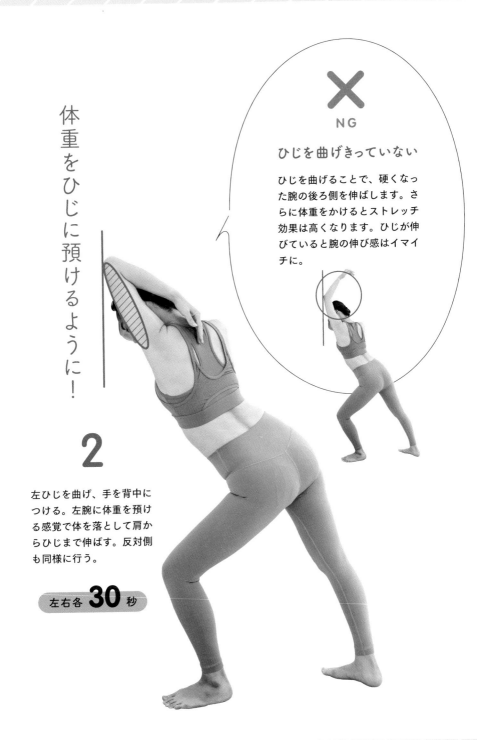

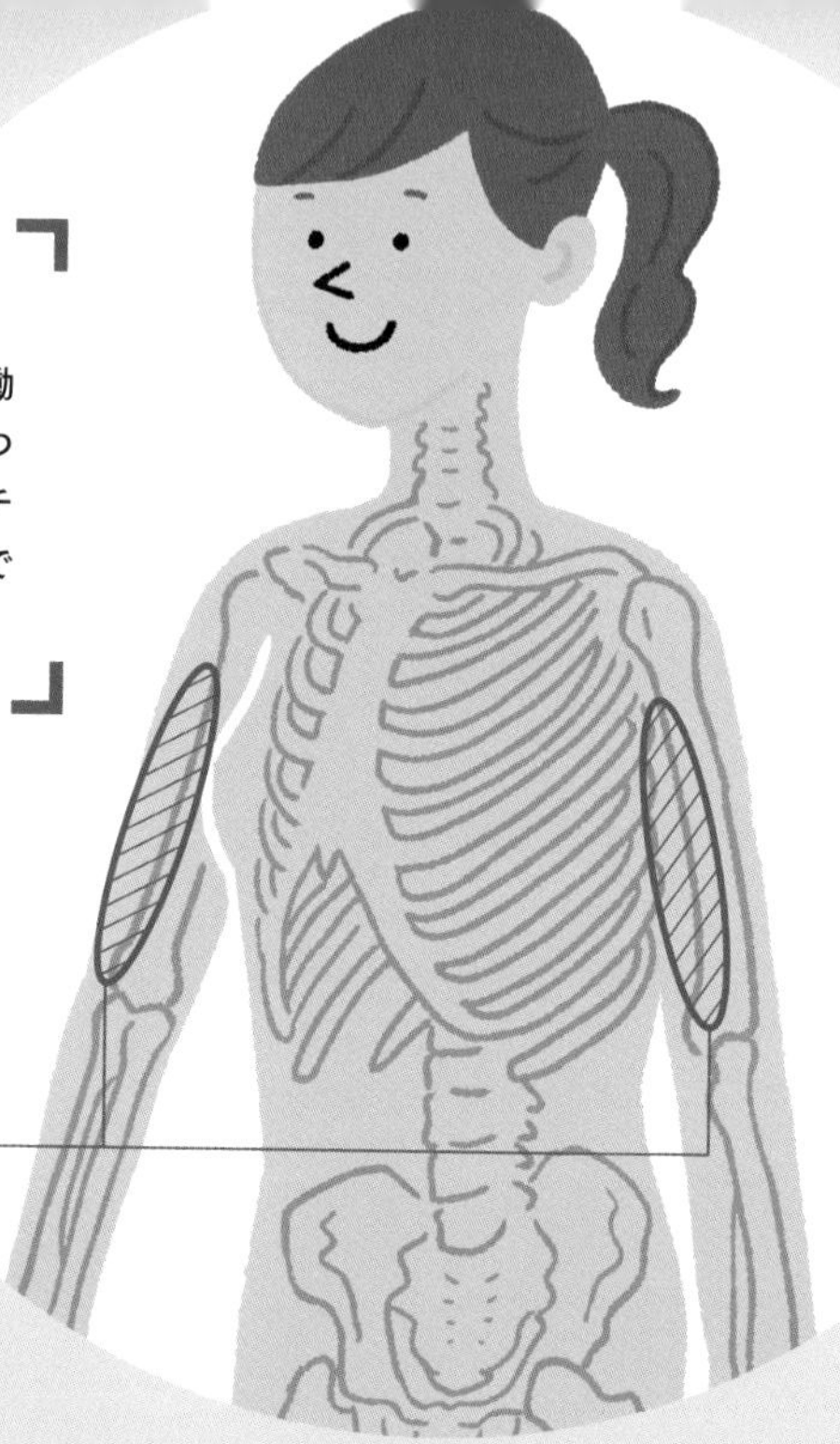

ここにアプローチ

腕の後ろ側と一緒に働く腕の前側。この2つにセットでアプローチすると本来の働きができるようになります。

腕の後ろ側とバランスよく使う 腕の前側を刺激

腕の後ろ側と前側はセットでのケアで腕の代謝がアップ

腕の前側と後ろ側の筋肉を伸縮させることで、ひじの曲げ伸ばしができるので腕は前後セットでのケアが基本になります。

巻き肩によって、腕の前側は縮みひじを伸ばしづらくなります。この縮みの解消には、腕の後ろ側の次に前側の骨膜にアプローチすること。ひじを伸ばしやすく、腕の後ろ側を使えるようになるため、腕全体の代謝が上って脂肪がつきづらくなります。また腕の前側も肩甲骨とつながっているので、骨膜を緩めることで動き改善にもなります。

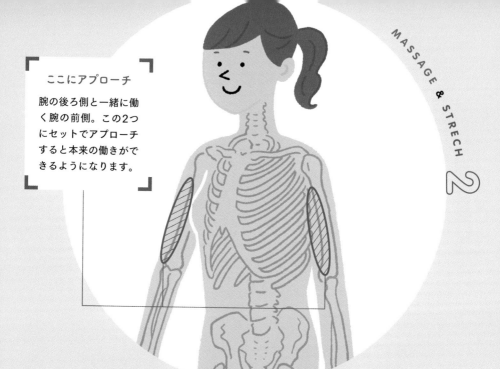

MASSAGE 2 骨膜マッサージ

指で圧をかけながら 腕の内側をほぐして

1

左腕の前側を前に向けて、右の人差し指〜薬指までの３本の指で圧をかけ、マッサージ。同じ要領で、ひじから肩にかけて場所を変えてマッサージする。反対側も同様に行う。

左右各 **30** 秒

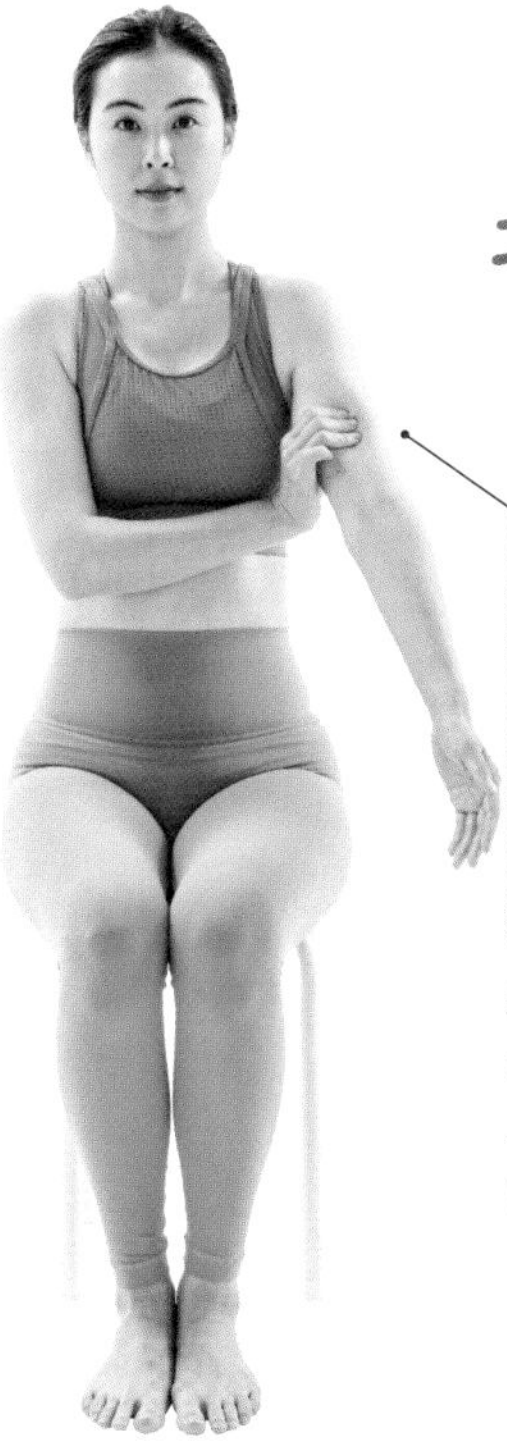

ギューッと押して圧をかける

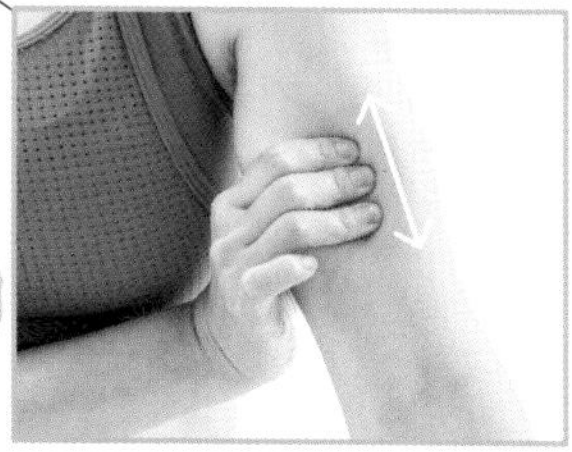

巻き肩の人は比較的、ひじに近い部分のほうが痛い傾向が強い。そこを指の腹でしっかり圧をかけ、上下に動かしながらほぐす。

Arrange

ひじの曲げ伸ばしをして より深層部を刺激

指の腹で圧をかけたままひじの曲げ伸ばしをすると、より指が奥に入っていき骨膜をほぐしやすくなります。腕を曲げる角度は90度くらいが目安。

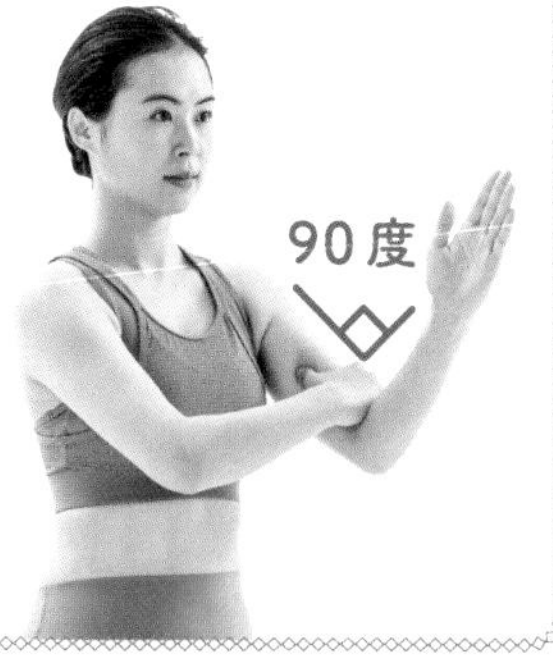

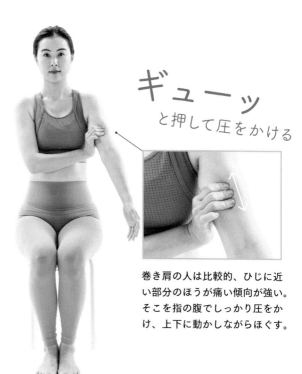

STRETCH 2 骨膜ストレッチ

肩から腕を引き離すようにして **腕の内側**を伸ばす

1

左腕を肩の高さまで上げて前に伸ばす。手のひらを前の人に見せるようにし、手首をしっかり返す。

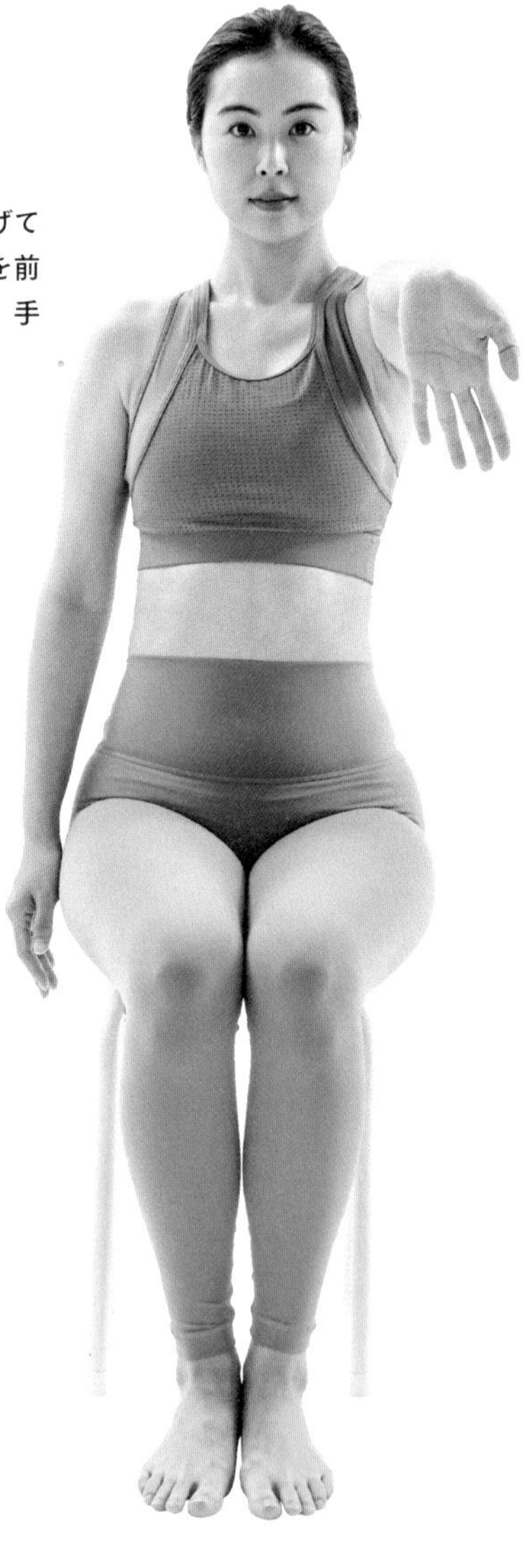

腕をピーンと伸ばす

2

左腕を開き、手首から肩下の内側まで伸びているのを感じたら10秒キープ。いったん正面に戻す。これを3セット行う。反対側も同様に。

左右各 **10** 秒
× **3** セット

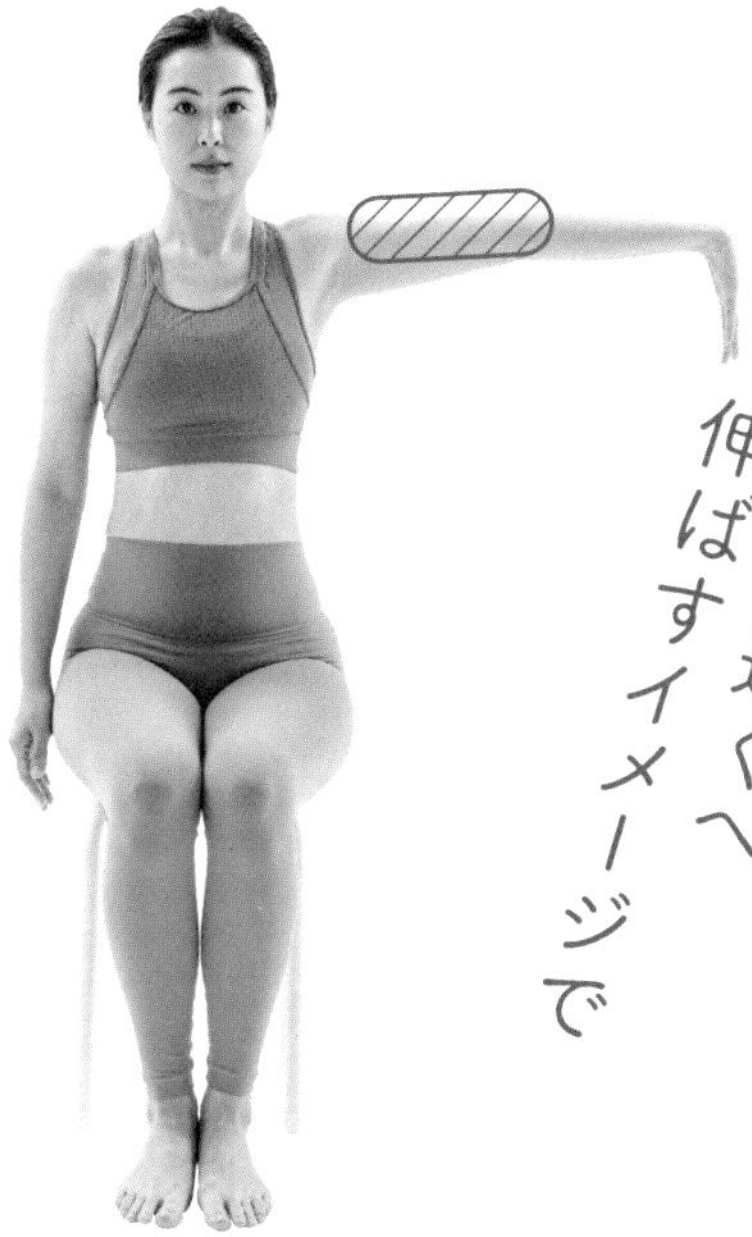

腕をより遠くへ伸ばすイメージで

NG

腕の位置が肩より高い

残念ながらまったく伸びません。肩の高さでストレッチすることで、肩と手首で引っ張り合って腕の内側がストレッチされます。

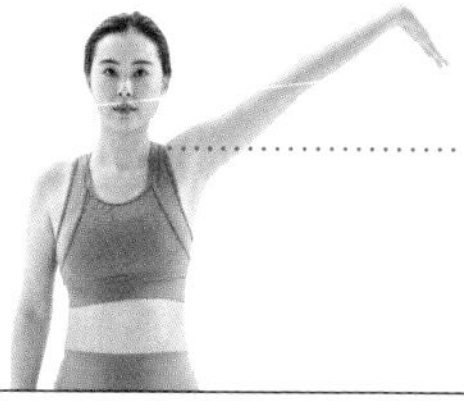

NG

手首の返しが甘い

手首をしっかり返すことが最大のポイントです。返しが甘いとひじから上は多少伸びるけれど、ひじから手首に伸び感を得られません。

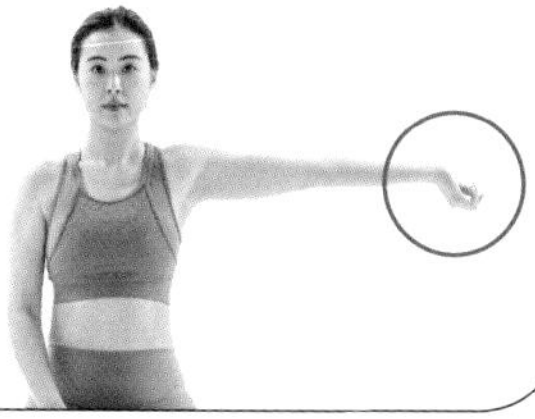

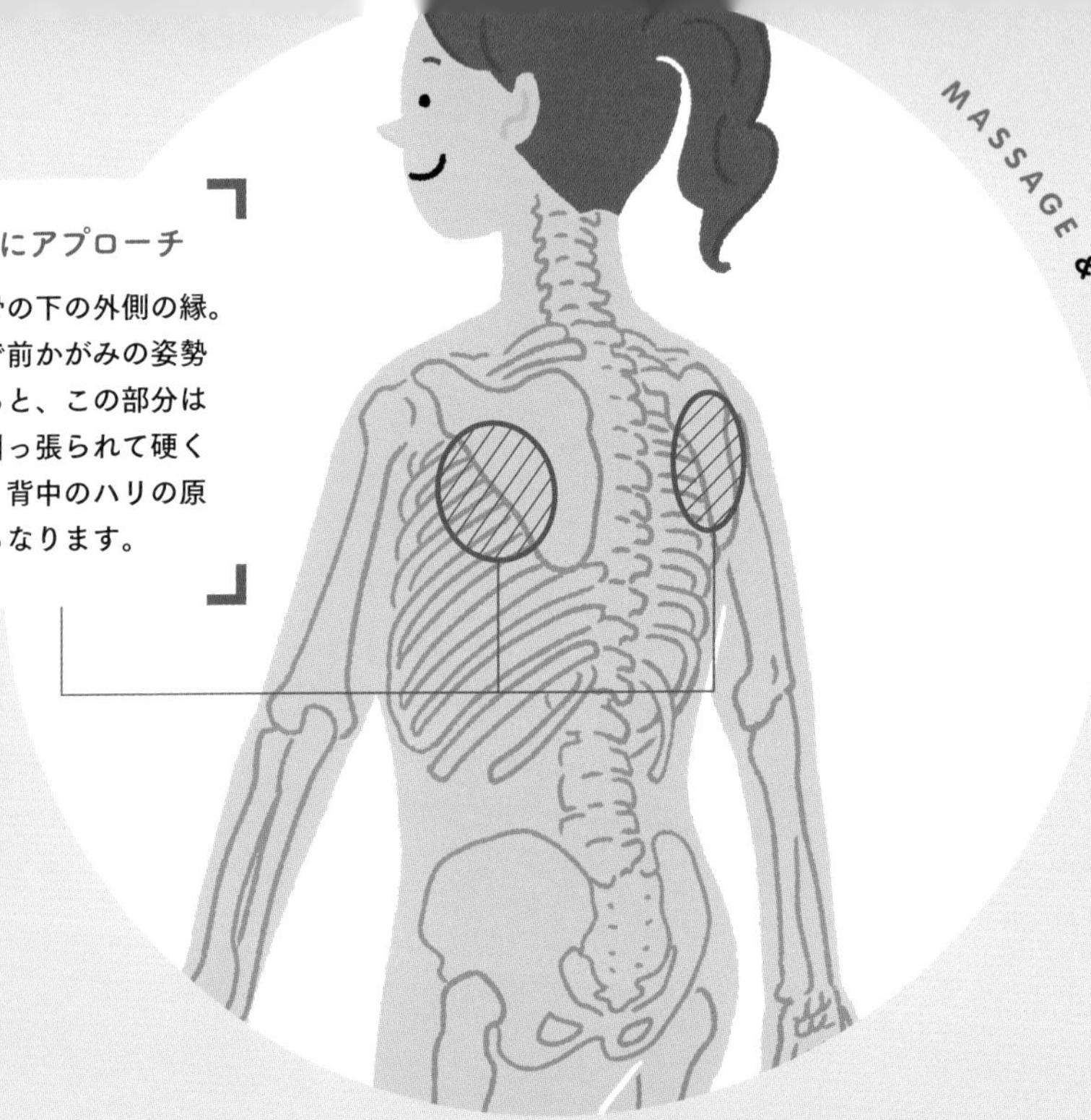

ここにアプローチ

肩甲骨の下の外側の縁。猫背で前かがみの姿勢になると、この部分は前に引っ張られて硬くなり、背中のハリの原因にもなります。

肩甲骨の下にアプローチすると 肩関節の位置が安定

肩甲骨を自由に動かせると背中の代謝アップ、ハリも軽減

肩甲骨は肩関節と連動しているので動きがよくなると、肩関節が正しいポジションになります。

巻き肩、猫背になると、背中の筋肉が前へ引っ張られ、同時に肩甲骨が離れます。背中はカチコチに硬くなり、使いづらい状態になるため代謝が落ちて、脂肪でタプタプしがち。

そこでアプローチするのは肩甲骨の下の外側の縁です。背中のお肉のだぶつきやハリ感に悩んでいる人はもれなく硬くて痛みを感じる場所。ここをケアすると肩甲骨の動きがよくなり、背中の代謝がアップ、ハリやコリも解消します。

MASSAGE 3 骨膜マッサージ

肩甲骨の下の
外側の縁を指の腹で押し込む

1

左肩を軽く上げ、わきの下に右の親指を入れて人差し指から薬指の3本の指で肩甲骨の下の外側の縁に指をひっかける。

2

左肩を下ろし、手の甲を前に向ける。右手で肩甲骨の縁をひっかくようにしてマッサージ。反対側も同様に行う。

左右各 **30** 秒

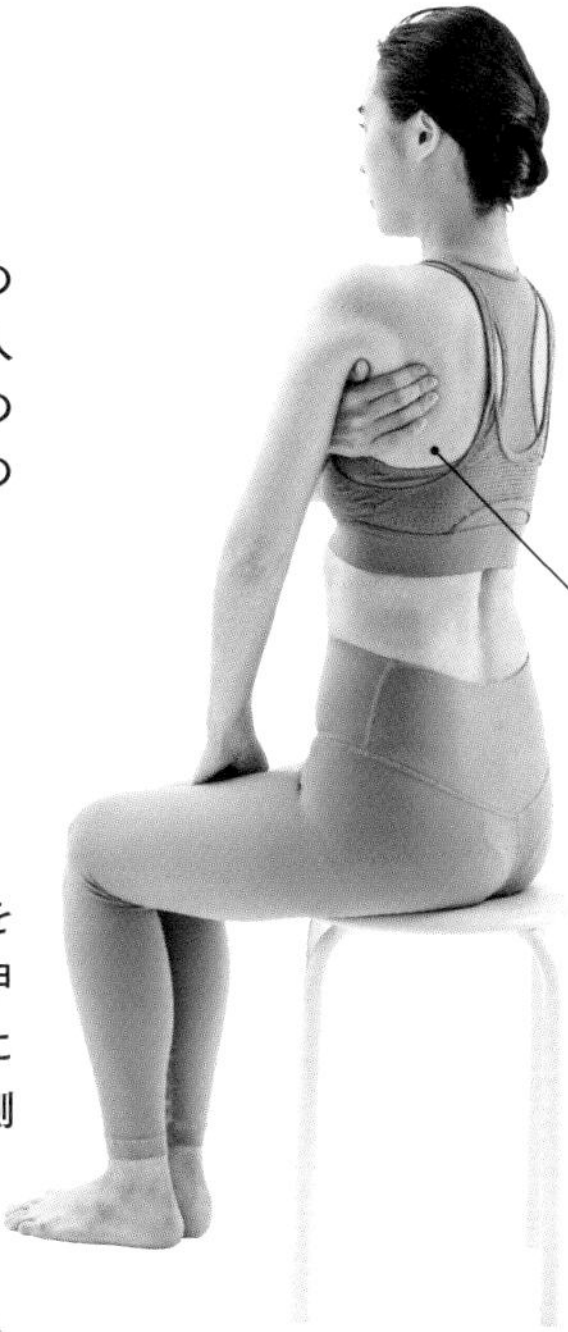

指を小さく曲げ伸ばししながら行う

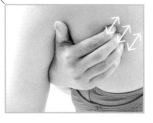

届きづらい場合は、右ひじを左手で押す。手全体ではなく、指の腹で圧をかけたらひっかくようにマッサージをする。

手のひらは正面に向けない

肩甲骨まわりに力が入った状態になり、深層の骨膜までアプローチしづらいです。手のひらを下に向けて行うのが正解。

× NG

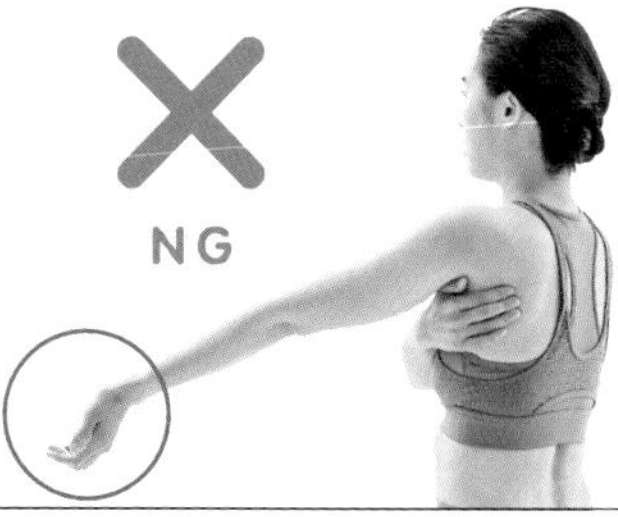

STRETCH 3 骨膜ストレッチ

ひざの力を借りて 肩甲骨を寄せて、開く

1

いすに座り、脚は肩幅に開いて左右のひざはくっつける。腕をクロスしてひざを挟む。

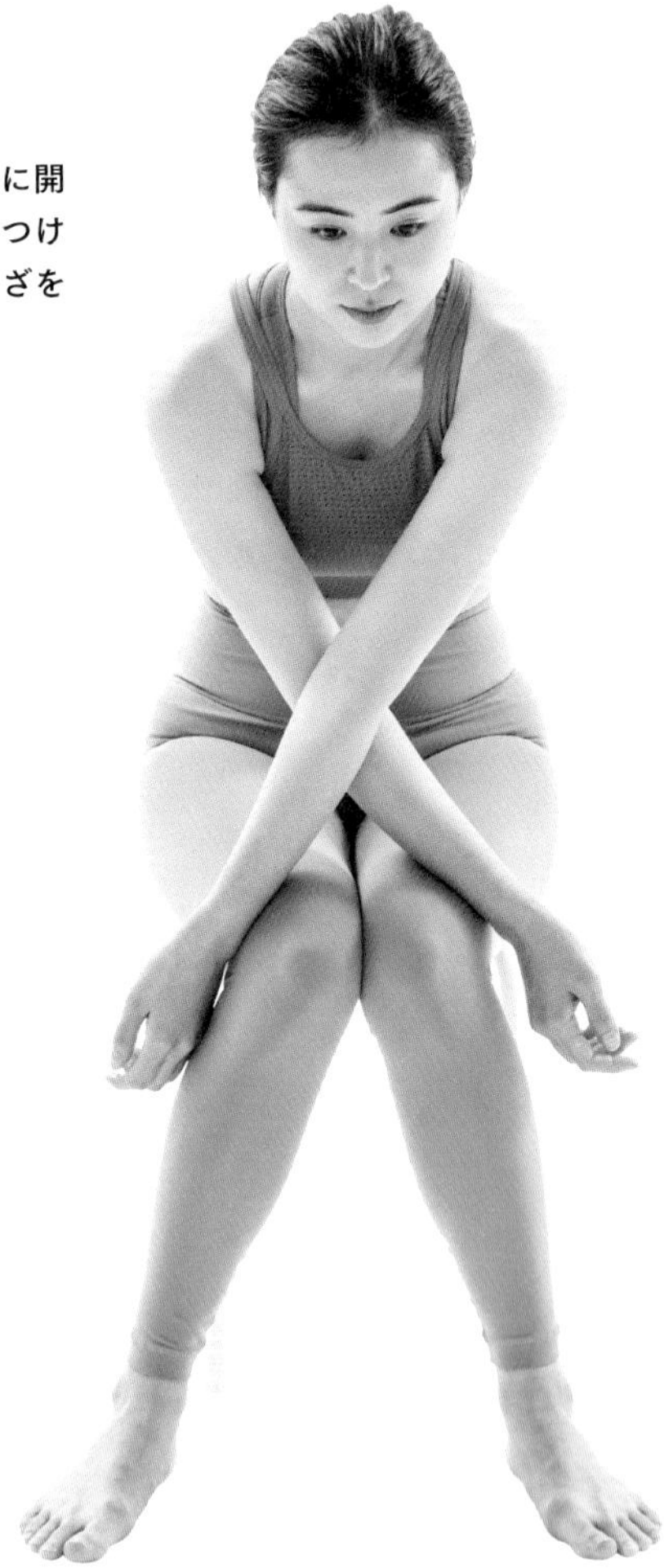

ひざはくっつける

浅く座る

肩甲骨の下が伸びる

2

ひざを開きながら上体を前に倒し肩甲骨の下を伸ばす。クロスする腕を左右入れかえて反対側よりも同様に行う。

左右各**30**秒

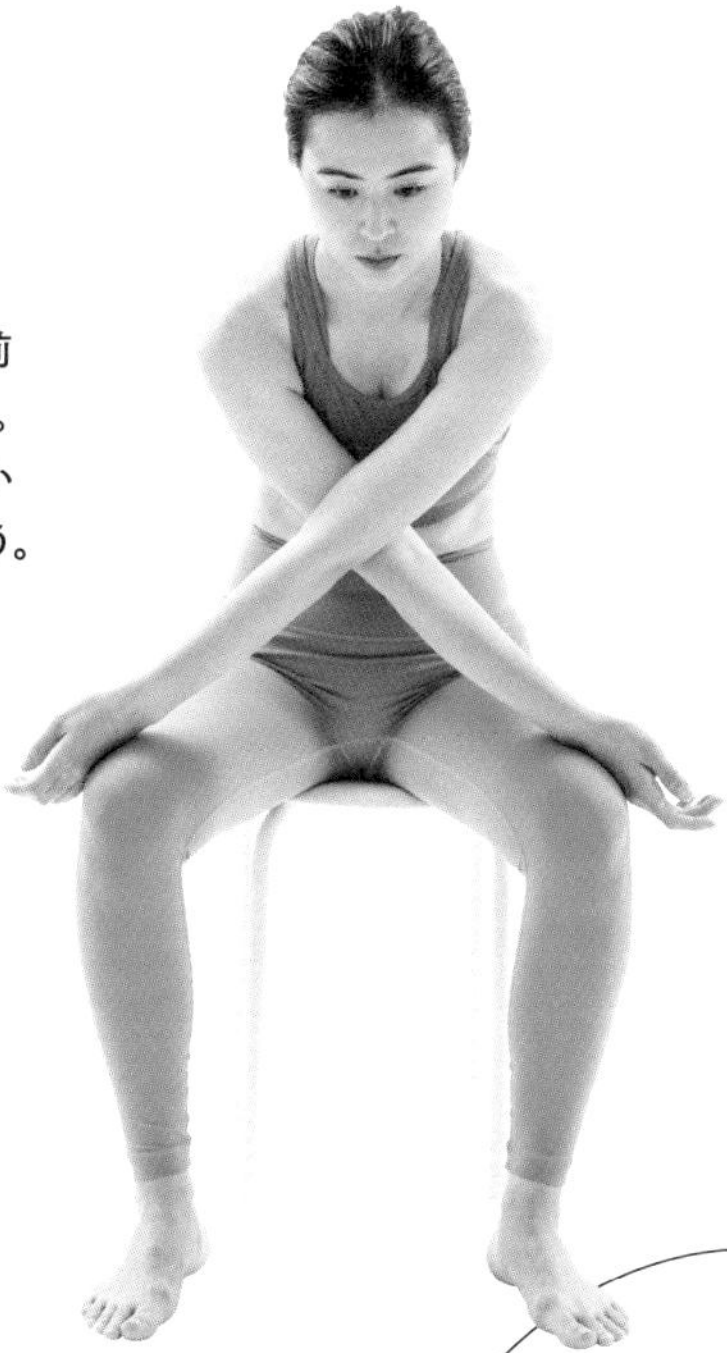

Point!

ひざをしっかり開いてできるだけ深いところでクロスしましょう。ストレッチの効果が高まります。横に広がった「X」をイメージしましょう。

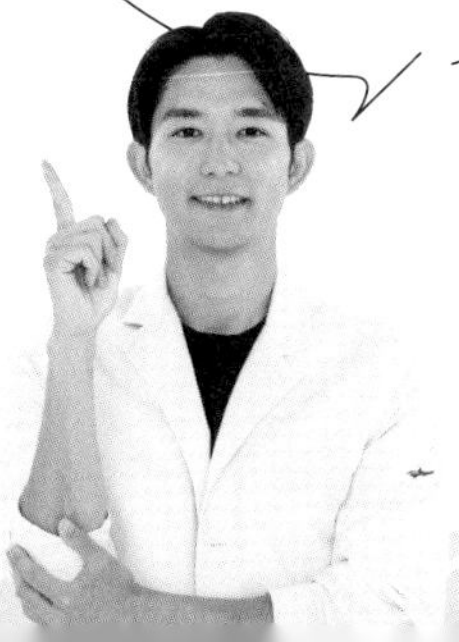

NG

猫背は禁物

背中が前に引っ張られた状態で伸ばしたのでは効果は薄くなってしまいます。どんな動きも姿勢を正してから行うのが基本です。

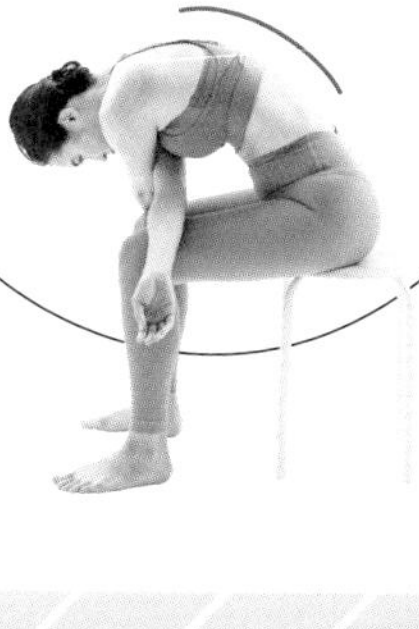

年齢とともに加速する

フェイスラインのたるみ

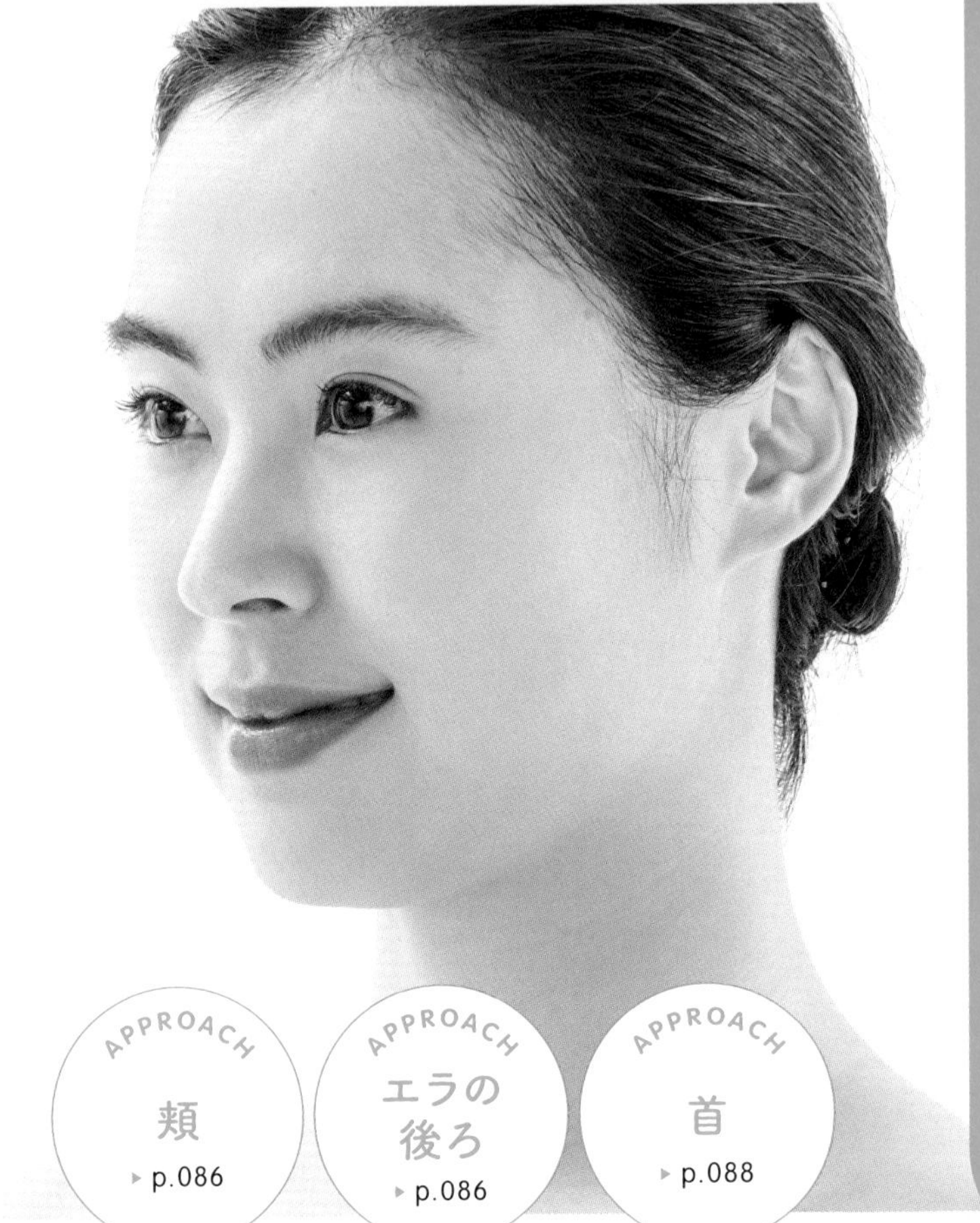

APPROACH
頬
▸ p.086

APPROACH
エラの後ろ
▸ p.086

APPROACH
首
▸ p.088

頭の位置によってフェイスラインは変わる

フェイスラインのたるみ、二重あごなどの原因は、老化もありますが、問題なのはむしろ首です。

スマホの操作や、家事やデスクワークのとき、頭が体幹部分より前に出ている「スマホ首」になっていませんか？　本来、頭の位置は体幹部にのり、重みを体で支えています。しかしスマホ首は体重の約10分の1の重さと言われる頭を首で支えている状態。首は硬くなり、巻き肩になります。すると首から頭の距離が短くなって顔が大きく見え、あごやフェイスラインが崩れて、首や肩のコリやハリを感じやすくなります。

Check!

首を動かせるor動かせない、どっち？

いすに座っていつもの姿勢で首を使って
頭を前に出す、戻すが自由自在にできるかをチェック。
首に柔軟性があるか、頭が正しい位置にあるかがわかります。

BAD

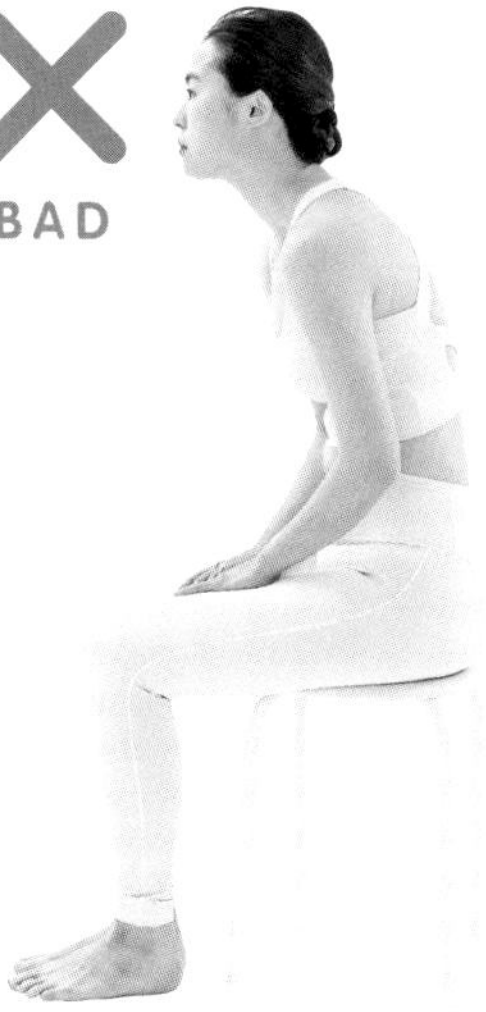

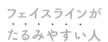

GOOD

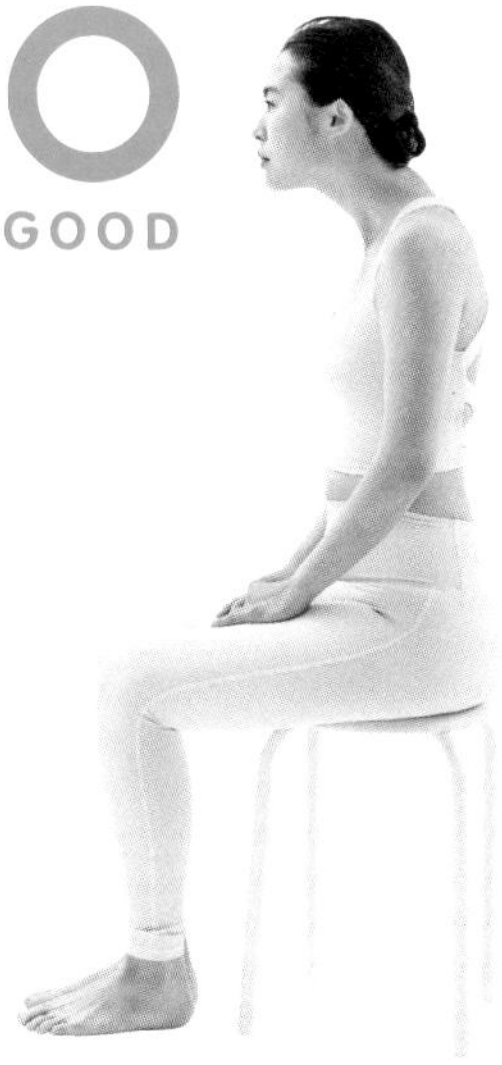

フェイスラインがたるみやすい人

首だけを動かす感覚がわからず、体ごと前へ出てしまう人は、首のまわりがガチガチに固まっています。ふだんスマホ首の姿勢でいるため、頭が体幹部より前に出て、顔が大きく見え、フェイスラインが崩れやすいので注意しましょう。

フェイスラインがたるみにくい人

首だけを使って頭を前へ出す、戻すができれば、首まわりの柔軟性がある証拠。ふだんから頭が正しい位置にあり、首への負担が少ないです。二重あごやフェイスラインのたるみが少なく、首や肩のコリ・ハリが少ない人です。

MASSAGE 1・2 & STRECH

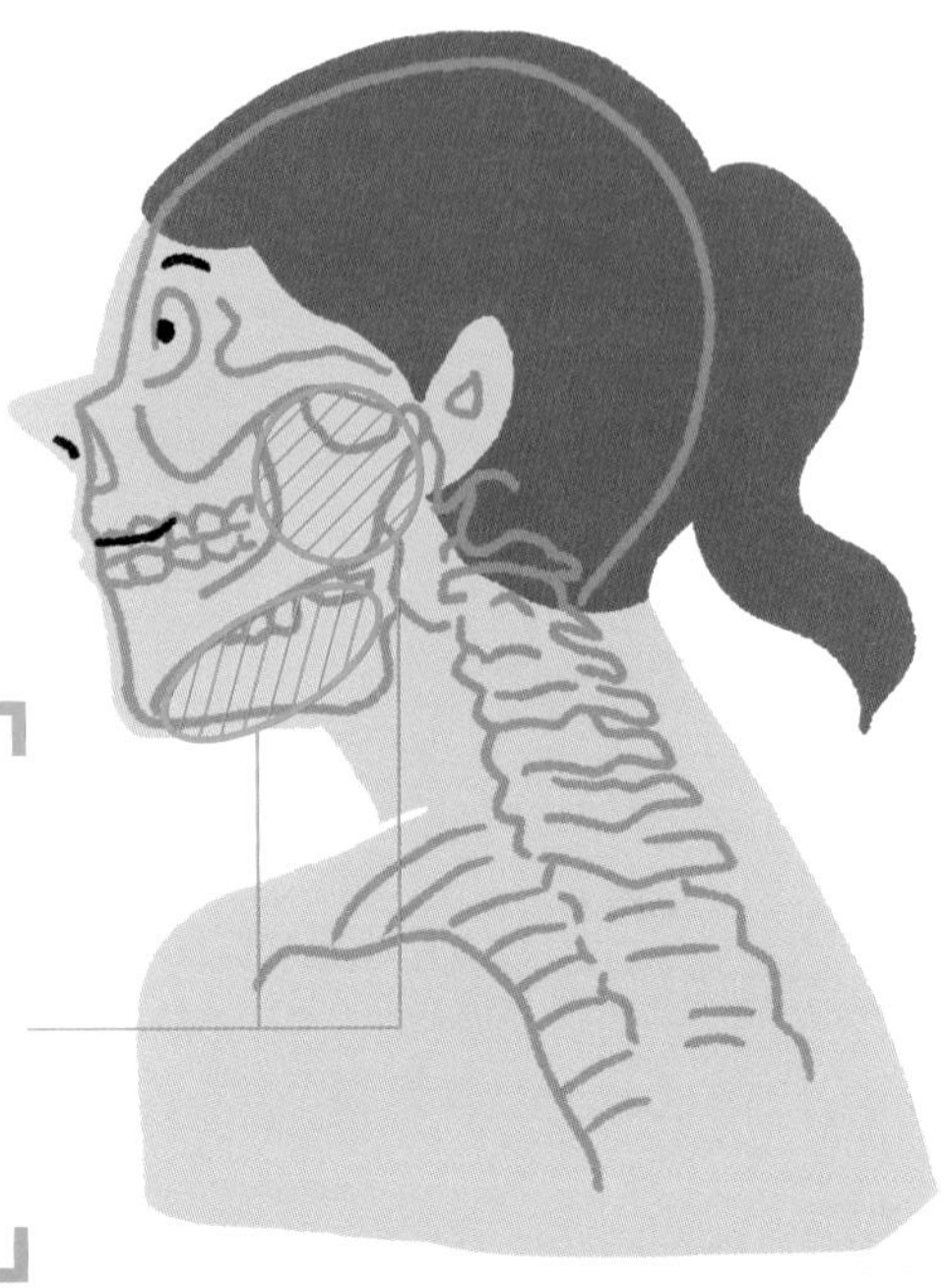

ここにアプローチ

首と連動する頬やエラの後ろ。ここを緩めると首の力が抜けやすくなります。そのうえで、縮みがちな首の前を伸ばします。

頬とエラの後ろの動きを改善
頭を正しいポジションに

首を緩める準備をしてからストレッチをするのが有効

フェイスラインを整えるには、頭を正しい位置に戻すことがポイントで、そのためには首を自由自在に動かせるようにします。大切なのはアプローチの順番。まずは頬やエラの後ろをほぐして首の力を抜けやすくします。

頬はかみしめたとき、首とともに力が入るので、ほぐすことで首の動きが改善します。次に二重あごになると縮みやすい、エラの後ろもマッサージ。仕上げに首を伸ばすとストレッチ効果が出やすく、スマホ首が改善。フェイスラインが整い、二重あご、首や肩のコリやハリも解消します。

ぽっこりお腹

二の腕・背中のたるみ

**フェイスライン
のたるみ**

まぶたのたるみ

外ハリ脚・前ハリ脚

ししゃも脚

頬を緩めれば首の力も抜ける

**MASSAGE
1**
骨膜マッサージ

1回 **30** 秒

ギューッと押してから上下に動かす

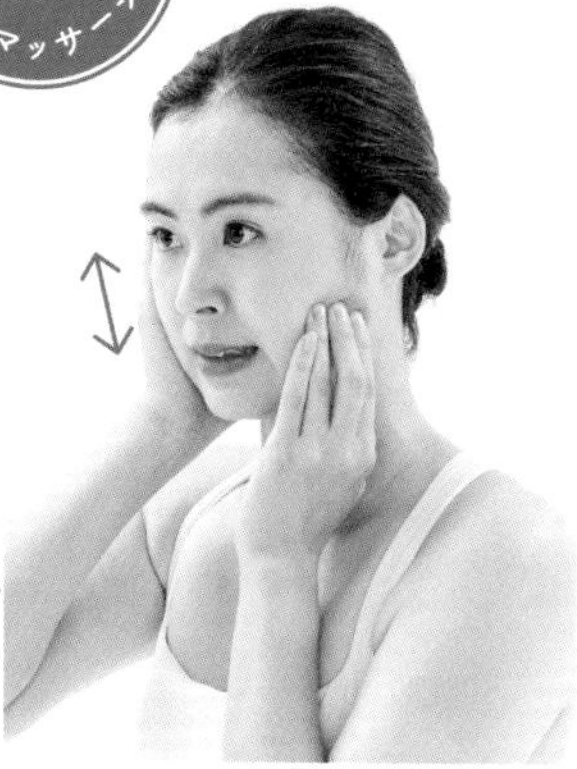

1　かんだときにでっぱる頬のあたりを、人差し指〜薬指の3本の指で押してマッサージ。場所を変えながら同じ要領で行う。

✕ NG　歯をかみしめないこと

歯をかみしめると首に力が入ってしまうので、硬くなった首を緩められません。口を軽く開いて、頬も首も力を抜いて行うのが正解。

頭の位置を正すために
エラの後ろにアプローチ

**MASSAGE
2**
骨膜マッサージ

上に押してから

前へ圧をかける

①②

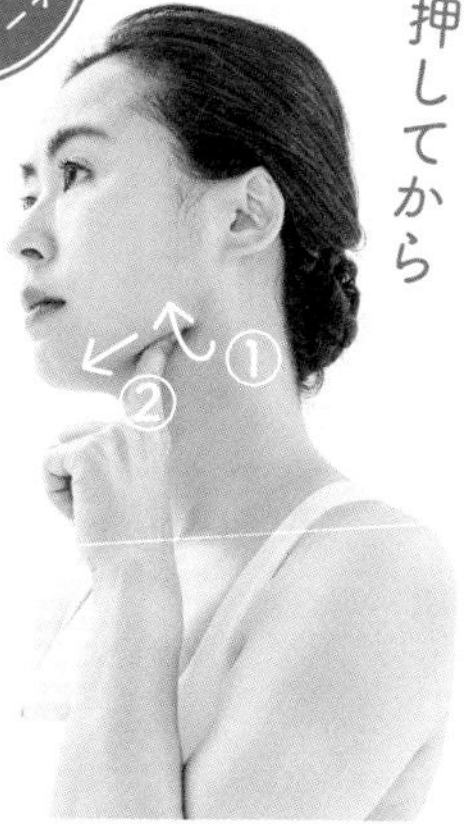

1　左の人差し指の腹を顔のエラの後ろに当てる。下から上にえぐるようにして突き上げるイメージで押す。前（あごのほう）に圧をかけ、3秒押したら離す。これを10回。反対側も同様に行う。

左右各 **3** 秒　　押し離す **10** 回

✕ NG　あごを突き出さないよう注意

あごを突き出し、頭を前に出して行うと、首へのテンションがかかり、さらに首が硬くなります。姿勢を正してから行いましょう。

STRETCH
1
骨膜ストレッチ

カチコチ首を伸ばして頭の位置を整える

1

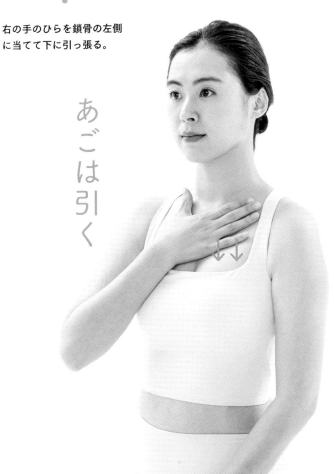

右の手のひらを鎖骨の左側
に当てて下に引っ張る。

首のハリがスッキリ！

あごは引く

2

真上を向くように
首を後ろに倒す

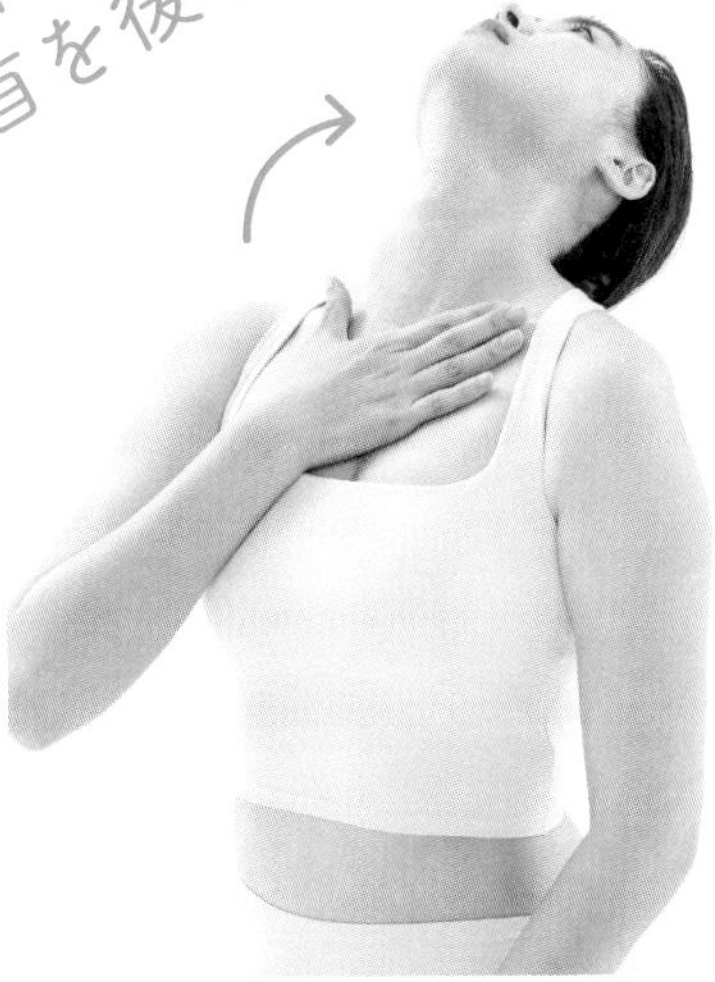

あごを真上に突き出す。いけるところまで上を向く、体ごと後ろに倒さないように注意。

3

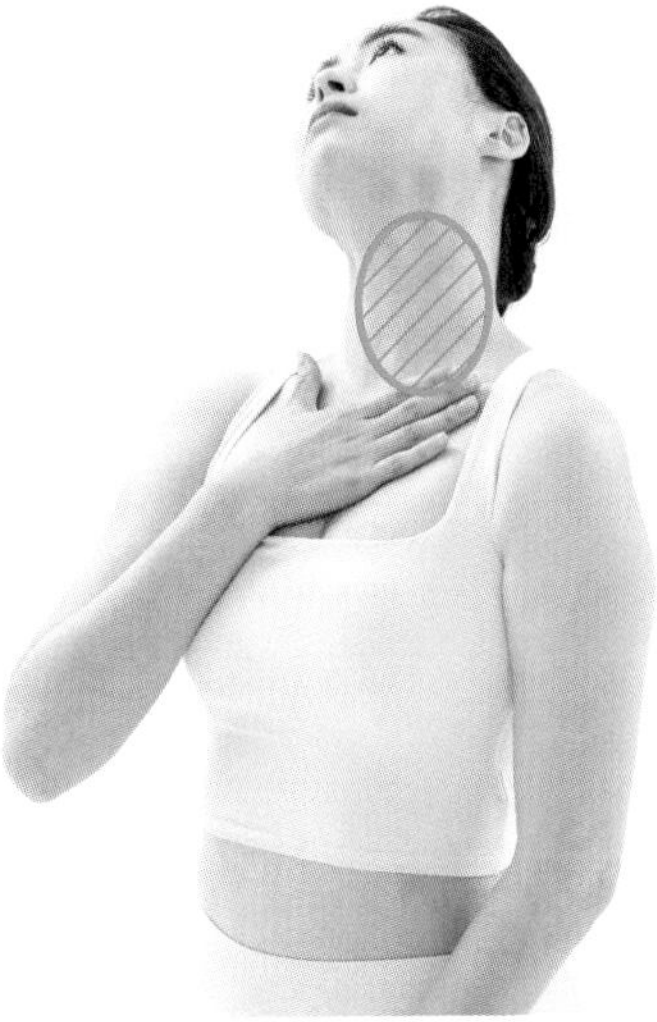

右に頭を倒して首の前が伸びているのを感じたら30秒キープ。反対側も同様に行う。

左右各 30 秒

×

NG

猫背のまま行う

頭が体幹部より前に出た状態で行うと、上を向きづらく、首の前部分を最大限にストレッチできません。肩を後ろに2回、回して、肩と頭の位置を整えてから行いましょう。

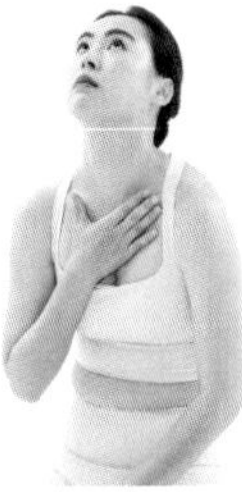

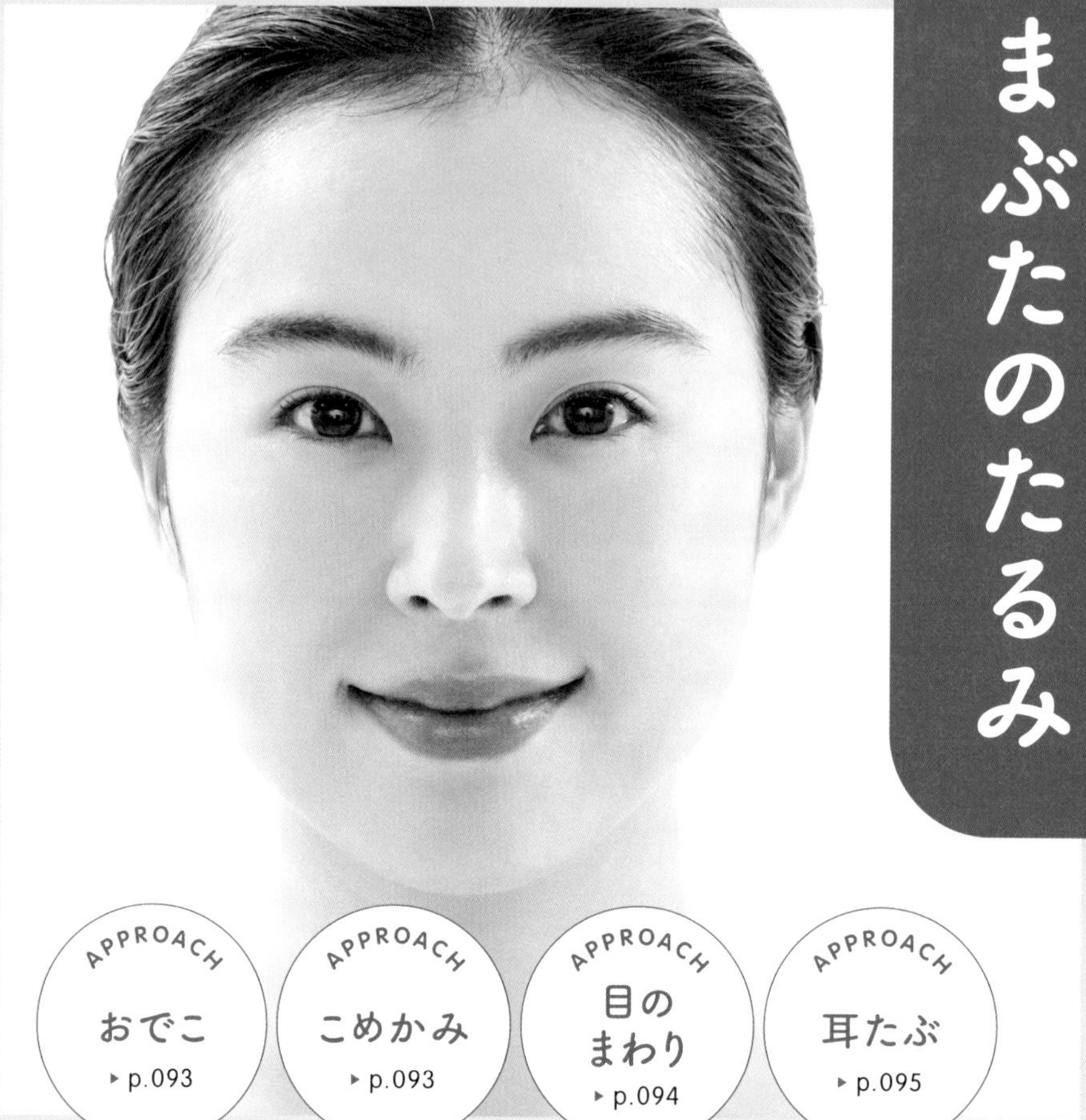

老け見え確定の

まぶたのたるみ

APPROACH
おでこ
▸ p.093

APPROACH
こめかみ
▸ p.093

APPROACH
目のまわり
▸ p.094

APPROACH
耳たぶ
▸ p.095

頭の骨膜アプローチが顔老けを食い止める

最近、目が小さくなった、アイラインが引きづらくなった……、これはまさに目のまわりのたるみによるもの。上まぶたがたるめば、目じりのしわに、下まぶたがたるめば目の下にクマができて老け感が出ます。こうしたたるみは、まぶたとつながっている頭の緊張が原因。スマホやPCの使い過ぎによる目の酷使やストレスによるもの。頭の筋肉が緊張して硬くなることで、目のまわりの動きを悪くする、血流を悪くする、筋肉のリフトアップする力を奪うなど負のオンパレード。とにもかくにも頭を緩めることが先決です。

Check!

頭頂部が痛いor痛くない、どっち？

両手の指の腹で頭頂部をもみもみ。
まぶたのたるみの原因となる頭頂部の硬さをチェック。
ふだん、目を酷使している人や
ストレスが多い人は痛みを感じるはず。

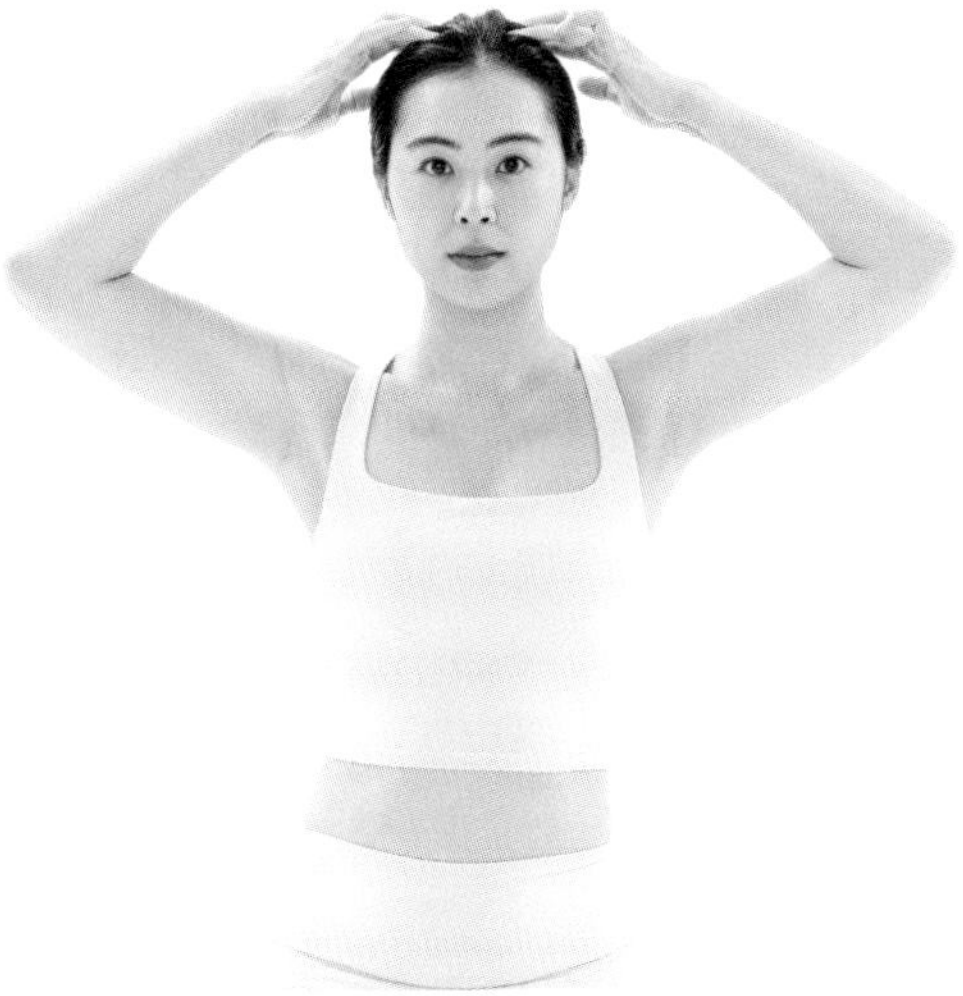

まぶたがたるみやすい人

多くの人が痛みを感じるでしょう。日々のストレス、スマホやPCの画面の見すぎによる目の疲労があると頭頂部は影響を受けて硬くなります。目のまわりともつながっているので、まぶたの動きが悪くなって、たるみやすくなります。

まぶたがたるみにくい人

指の腹を頭皮に対して垂直に置き、圧をかけてもんだとき、痛みやハリ感がない人は頭頂部が柔らかい証拠。筋肉に弾力があり、お肌をリフトアップする力が十分あります。ふだんから頭頂部をもみほぐして、柔らかさをキープしましょう。

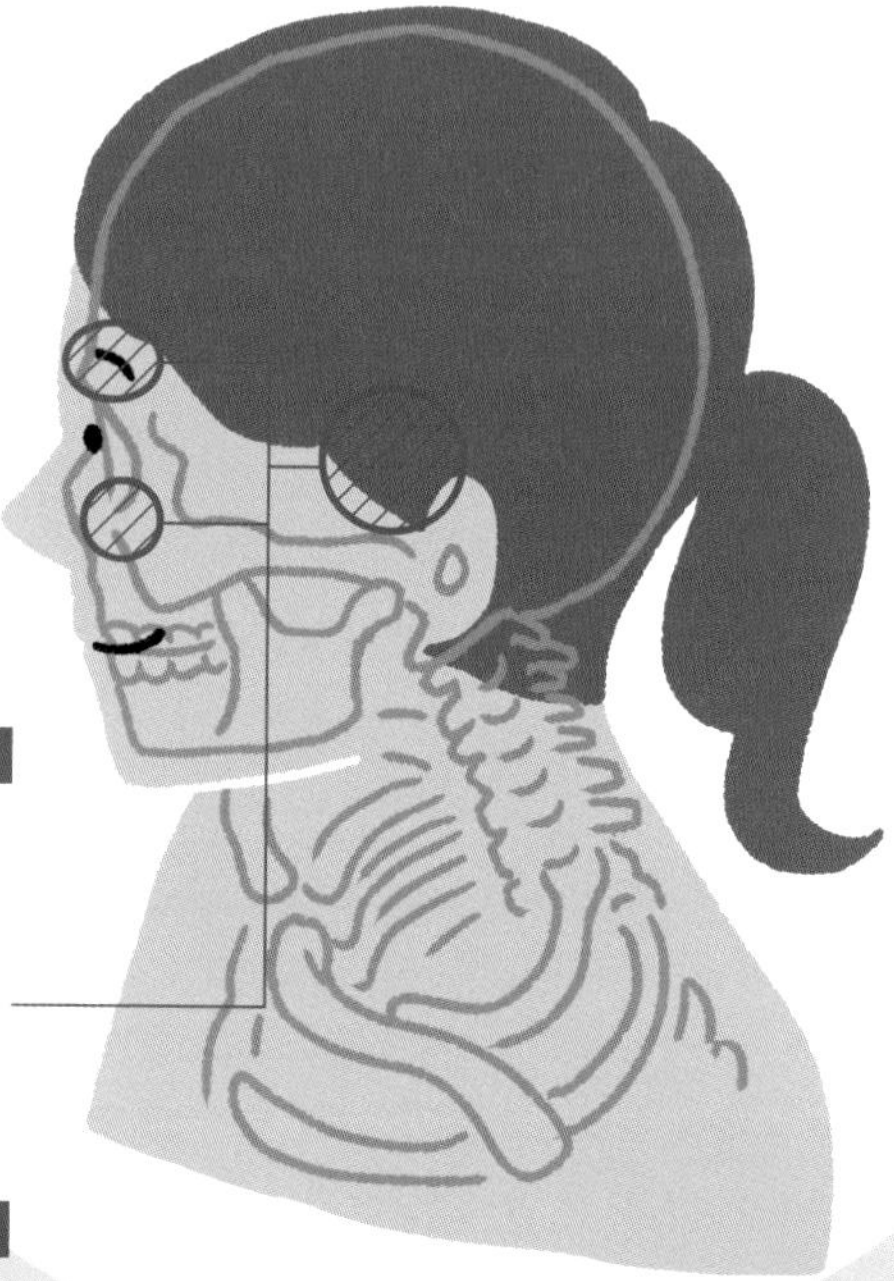

ここにアプローチ

顔の筋肉を持ち上げるのに重要な力を発揮するおでことこめかみ、気になるまぶたの上下を緩めていきます。

頭をほぐすことを最優先にすれば まぶたのリフトアップがかなう

おでこと耳へのアプローチが顔のリフトアップの近道

目を開く、眉を上げるときに働く、頭と顔をつなぐおでこから生え際の部分が最初にアプローチする部分。ここが緩むと目が開けやすくなって、たるみやおでこのしわの改善に。やはり目の動きと連動するこめかみは、緩めることでまぶたのたるみや目じりのしわの解消になります。まぶたの動きがよくなったら目のまわりをほぐして血流をよくすると、たるみやクマを撃退。仕上げに顔と頭をつなぐ部分でもある耳たぶをストレッチ。顔全体がポカポカして血流がよくなり、たるみの解消だけではなく、美肌効果も期待できます。

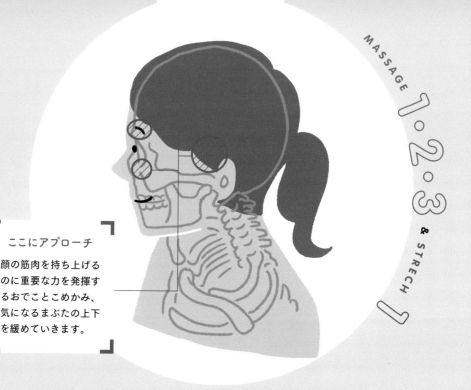

おでこから髪の生え際まで緩めればぱっちり目に

MASSAGE 1 骨膜マッサージ

1回 30秒

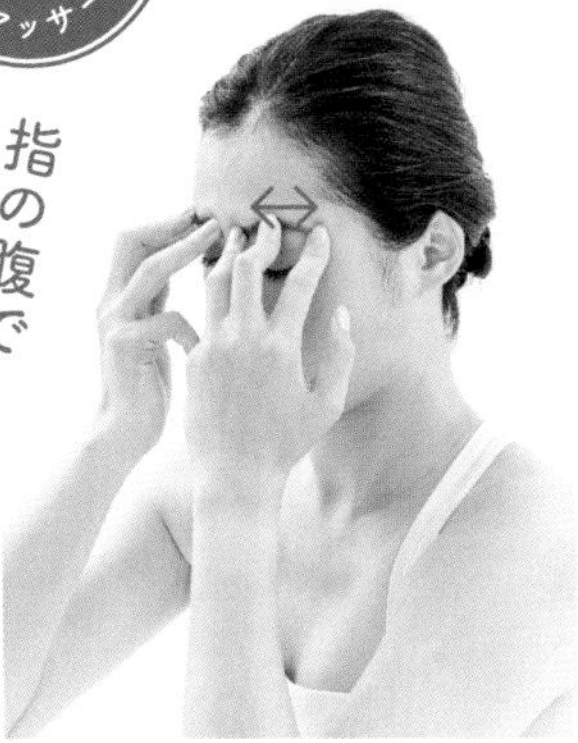

指の腹で
きゅっと押し込む

1 目をつむり、眉毛の上に両手の人差し指〜薬指の3本指を置く。

2 頭の中心に向かって押して引き上げてから左右に動かしてマッサージ。髪の毛の生え際まで痛いところを場所を変えて同じ要領で行う。

× NG

撫でるだけではNG

左右にマッサージするだけでは骨膜へのアプローチはできません。おでこに垂直になるように指の腹を当てて、少し上に持ち上げてから左右に動かします。

目のまわりを引き上げるこめかみにアプローチ

MASSAGE 2 骨膜マッサージ

1回 30秒

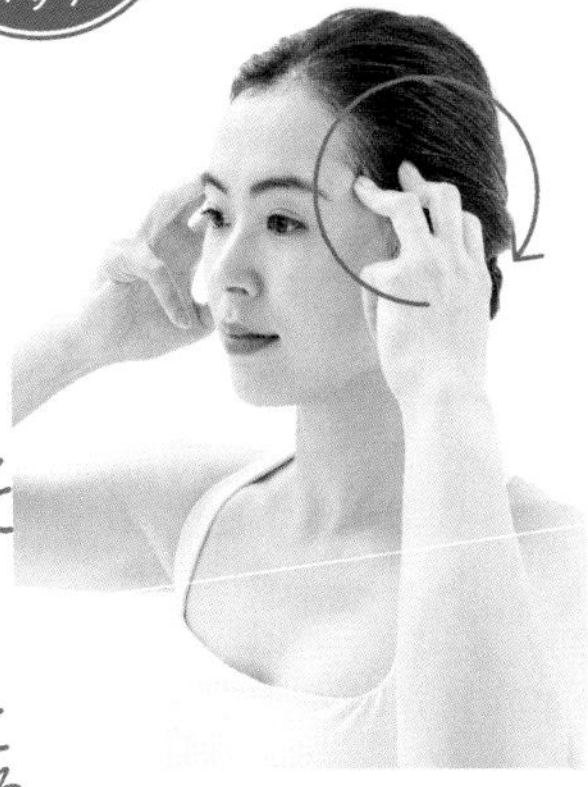

こめかみに対して
垂直に指の腹を当てる

1 かんだときに硬くなるこめかみの上の部分を囲むように、人差し指〜薬指までの3本を当てる。

2 頭の中心に向かって圧迫して持ち上げたら時計回りに円を描くようにマッサージ。頭頂部に向かって場所を変えて3カ所くらい同じ要領で行う。

× NG

指は揃えないこと

指が揃っていると、狭い範囲にしかアプローチできないうえに圧が弱くなるので、骨膜まで届きません。指をしっかり広げて行うのがポイント。

MASSAGE
3
骨膜マッサージ

目のまわりをほぐして血流アップ

1 目の縁を広げるように

1回 30 秒

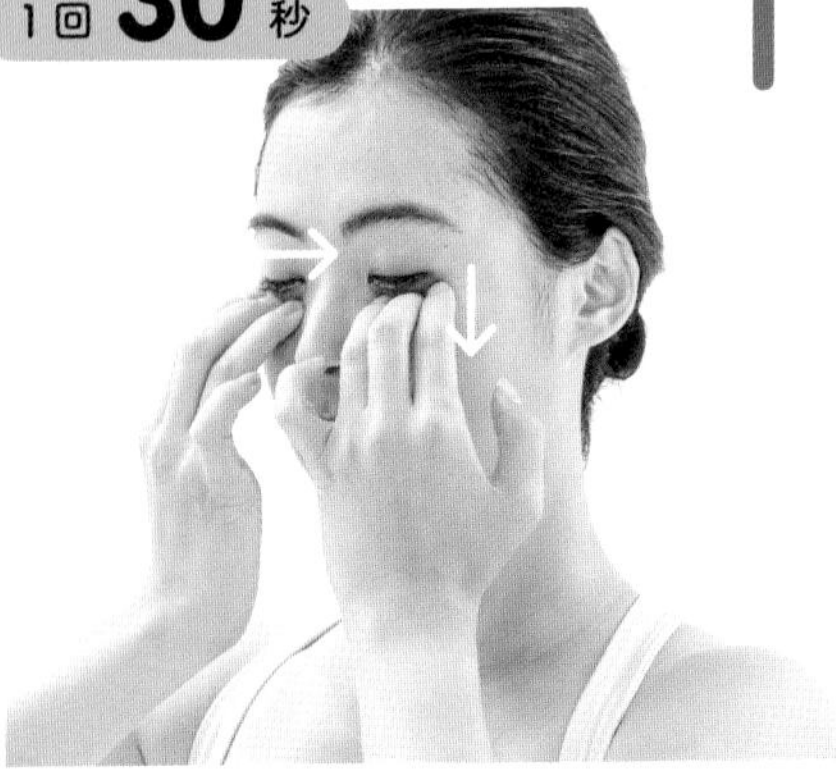

人差し指～薬指までの3本の指の腹を目の下の骨にひっかける。下方向に圧迫して左右に揺らしながらマッサージ。

2 眉毛の骨を持ち上げるように

1回 30 秒

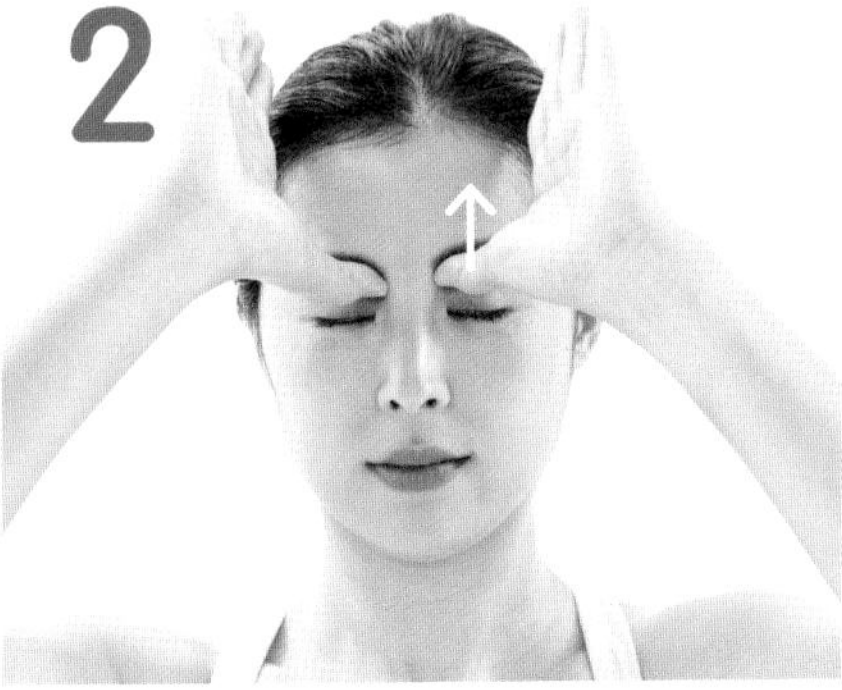

親指を眉毛の下の骨にひっかけるようにして圧迫する。眉頭から眉じりまで場所を変えながら同じ要領で行う。

Arrange

机を使ってほぐす

圧をかけるとき、机を使うと簡単。机にひじをついて、親指を眉毛の下の骨に当てます。頭の重みを親指にのせるようにすると圧をかけやすくなります。

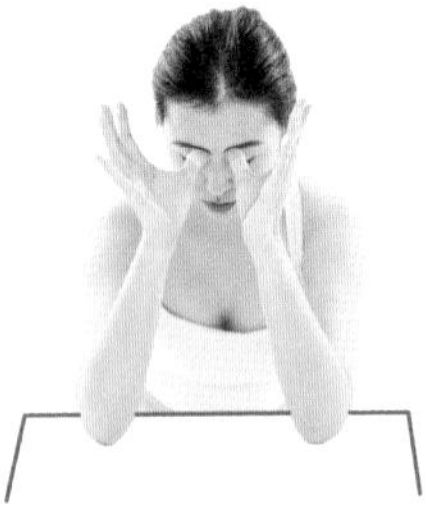

STRETCH 1 骨膜ストレッチ

耳たぶを引っ張るだけで顔全体をストレッチ

耳たぶの付け根をつかんで

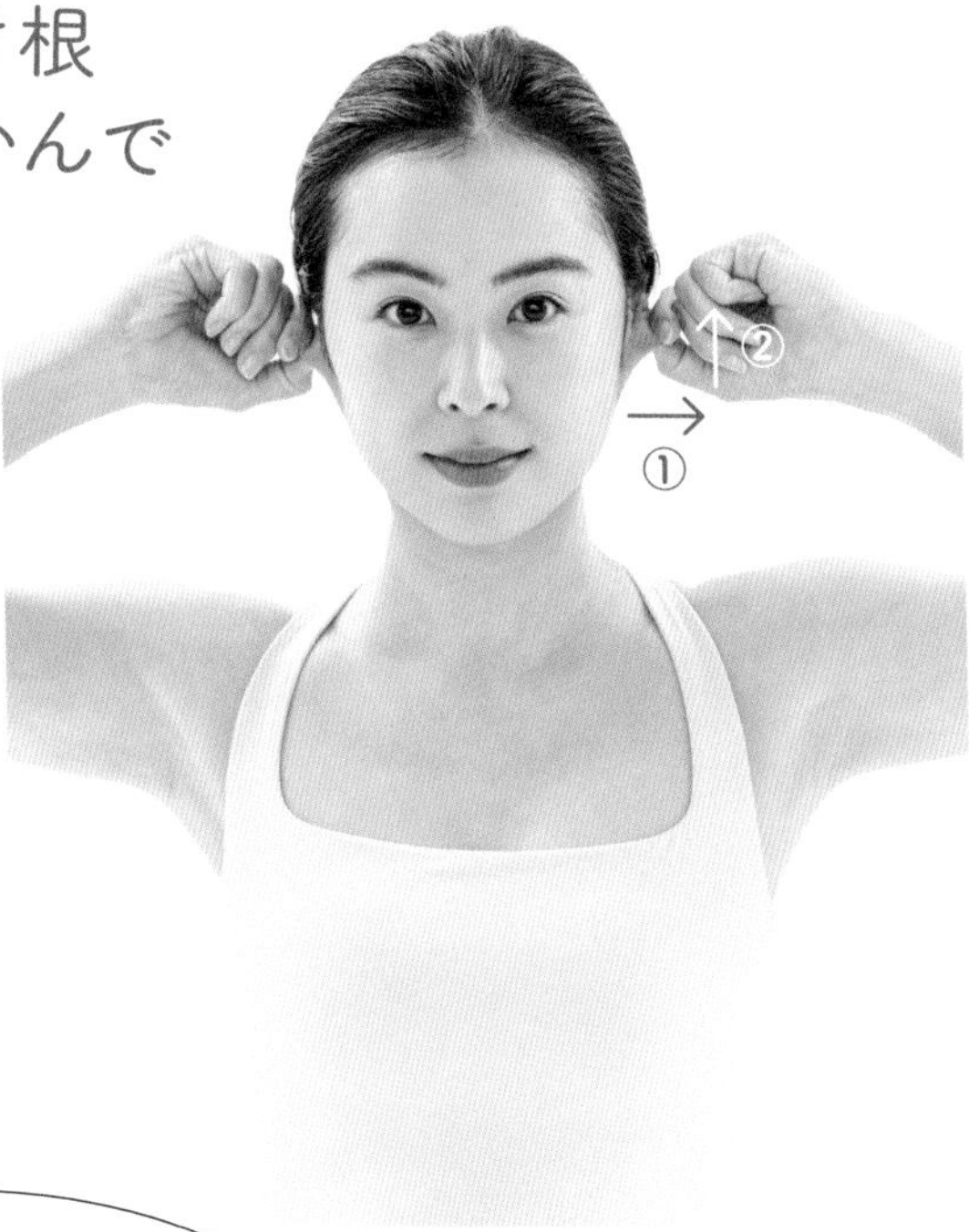

1

両耳たぶをつまみ、真横、上の方向の順に引っ張って伸ばす。

1セット **30** 秒

Point!

一番伸びるポイントを自分で探りながら行う

上へ伸ばすとき、一番伸びると感じる場所があるので、そこを探しながら行いましょう。それ以外の角度だとあまり効果を期待できません。

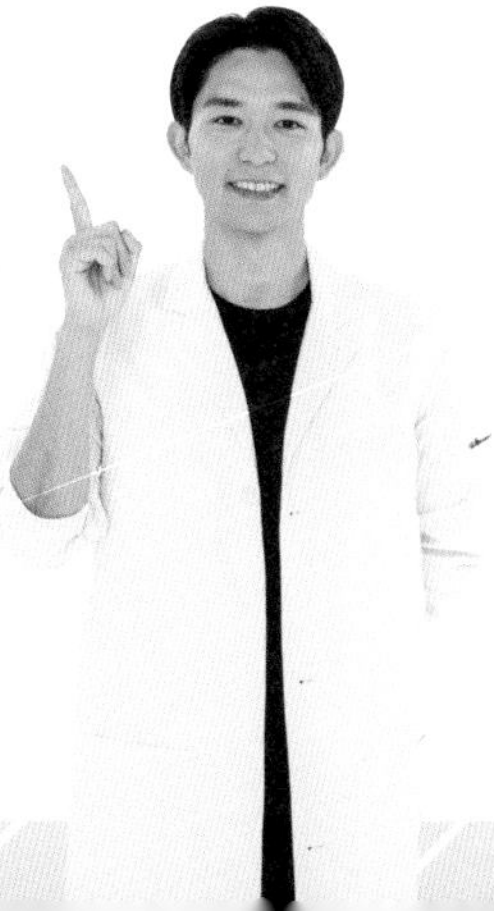

美脚から遠のく

外ハリ脚・前ハリ脚

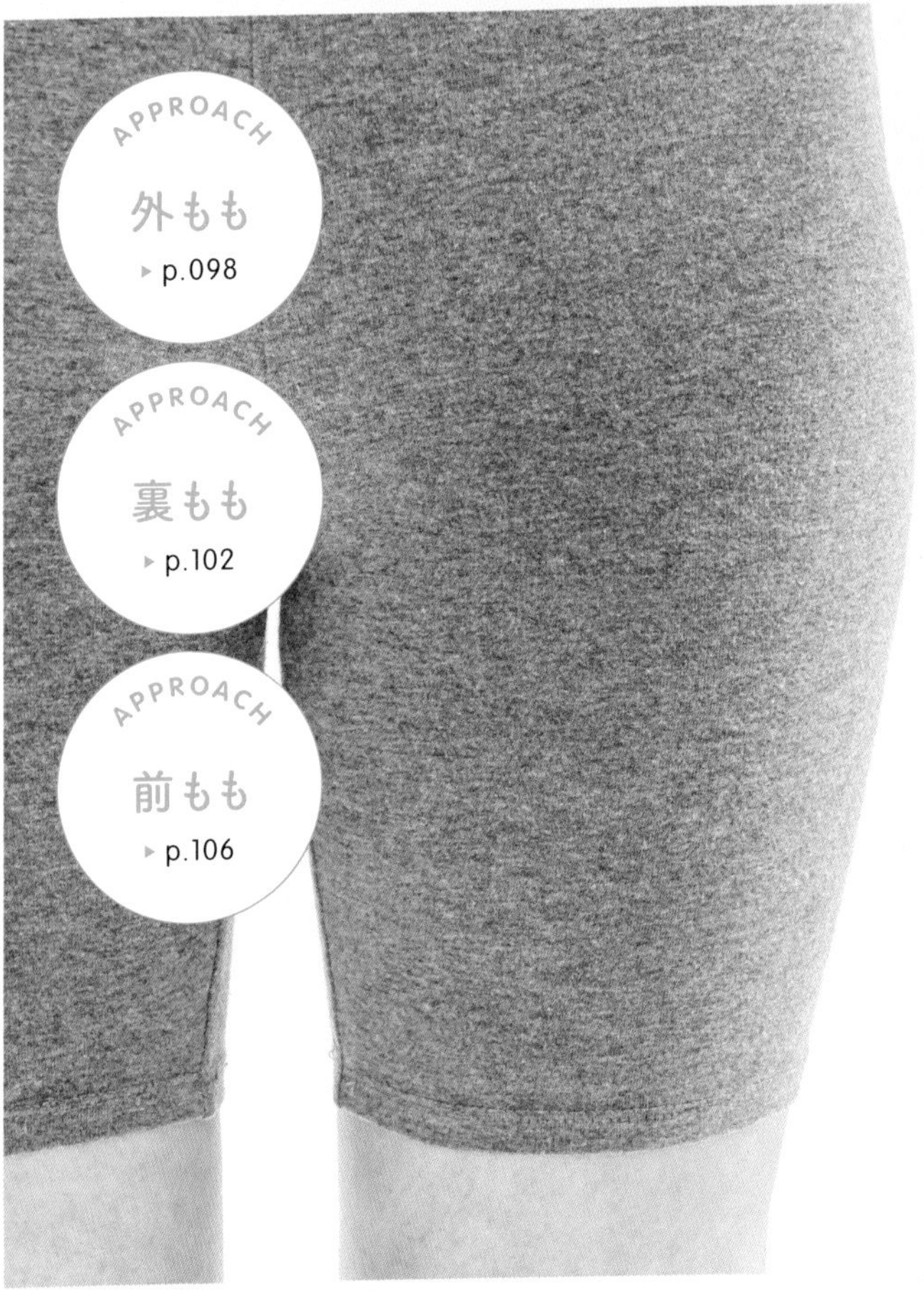

外ハリ脚・前ハリ脚は股関節が自由に動けば解消

太ももの外ハリ脚・前ハリ脚の原因は、股関節の動きの悪さです。

股関節は骨盤と太ももの骨をつなぐ関節で、歩く、立つ、座るなど日常の基本的な動作に関与。そのため、負担も大きく、運動不足だと動きが悪くなります。すると、内ももと裏ももは、代謝が落ちて脂肪がつきやすくなります。この影響を受けるのが外ももと前もも。

まずは股関節の動きを制限してしまう外ももからアプローチ。次はたるんだ裏もも、ハリが強い前ももの順にケアすると太ももをバランスよく使えるように。歩くだけでも脚やせがかないます。

Check!

ひざが床につくorつかない、どっち？

床に座って手を体の後ろにつき、ひざを立てた姿勢で
ひざを左右に倒します。ひざが床につくか、
スムーズに動かせるかで股関節の動きをチェック。

✕ BAD

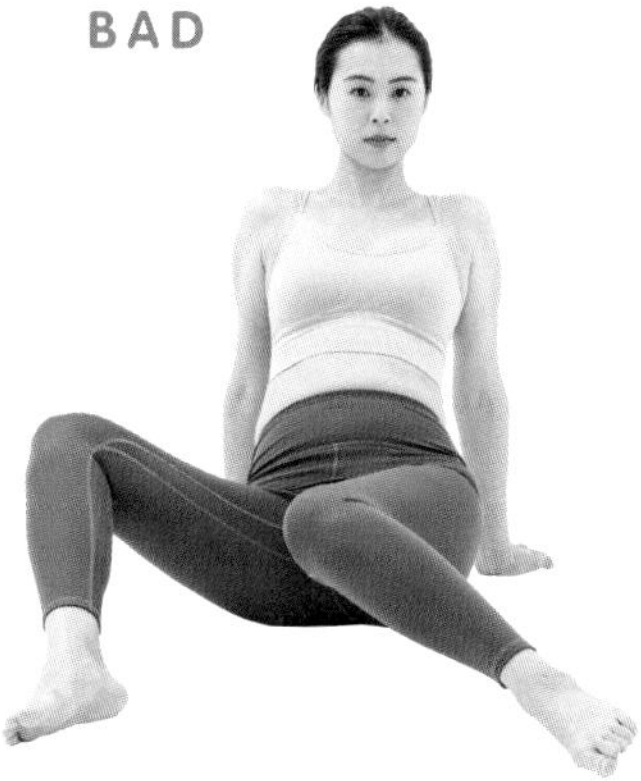

○ GOOD

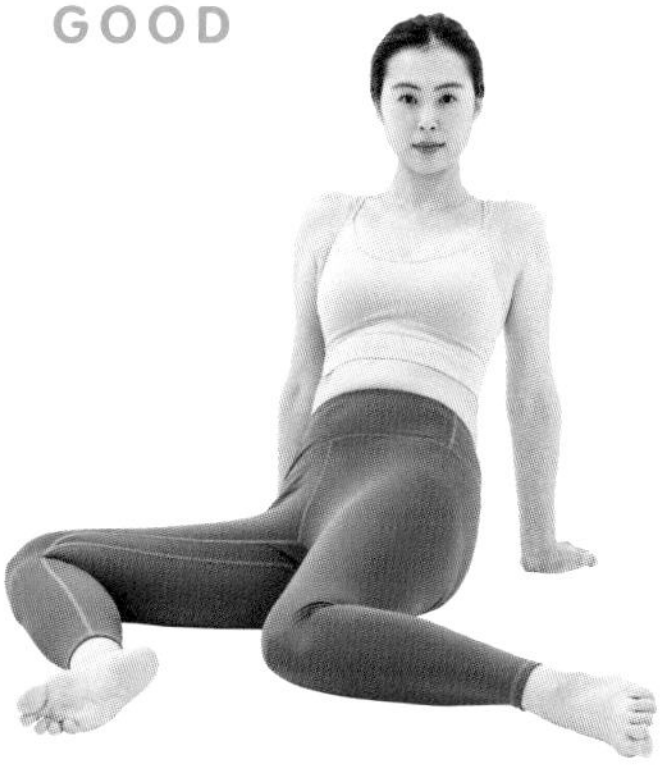

太ももが太くなりやすい人

ひざが床につかない、左右差がある、ひざや太ももの外側が引っ張られる感じのある人は、股関節の動きがあまりよくないサインです。裏ももや内ももが使えず、外ももや前ももばかりを使ってしまい、外側や前に張り出した太ももになりやすいのです。

太ももが太くなりにくい人

股関節に痛みがなく、両ひざを床につけるなど左右差なくスムーズに動かせるのは、股関節の動きがいいからです。そのため、股関節と連動する太ももやお尻をバランスよく使って、歩く、走るなどの動きができるので、外ハリ脚・前ハリ脚になりにくいのです。

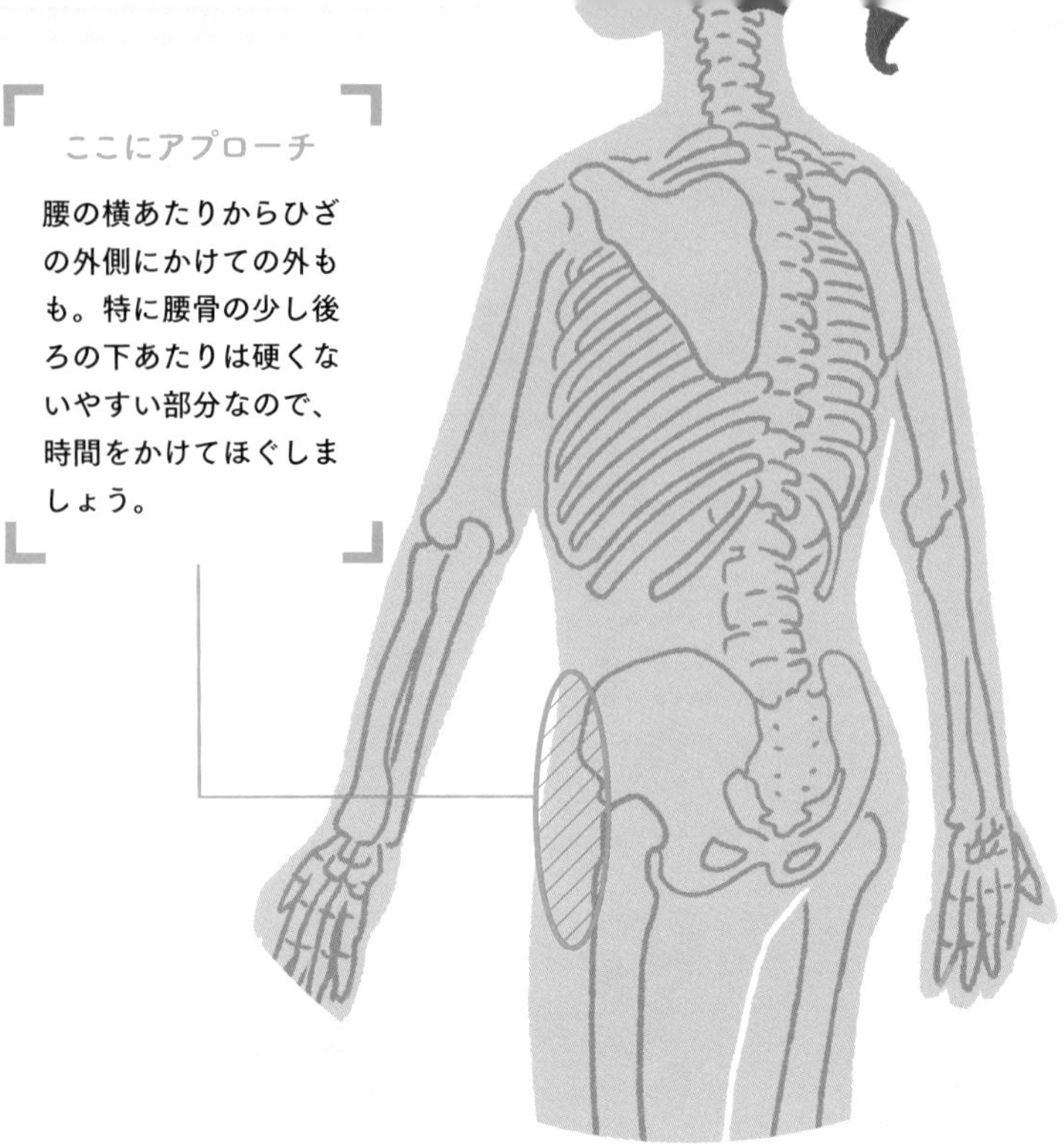
ここにアプローチ
腰の横あたりからひざの外側にかけての外もも。特に腰骨の少し後ろの下あたりは硬くないやすい部分なので、時間をかけてほぐしましょう。

股関節の動きを制限する外ももにアプローチ

外ももがほぐれると股関節の動きが画期的に改善

骨盤の左右のブレを抑え、歩くときに脚をまっすぐ前に出す動作をサポートするのは外ももの役割。内ももとセットで働くことが多いですが、股関節の動きが悪いと内ももはサボりがち、その分外ももが頑張ることになります。

例えば歩行の着地のとき、内ももの力が弱いと体重が外側にかかり、姿勢を安定させようとすると外ももにハリ感が出ます。外ハリは股関節の動きを制限するため、さらに内ももは使いづらくなります。外ももを緩めて、股関節の動きをよくするのが、美脚のためのひとつめのスイッチです。

MASSAGE 1 骨膜マッサージ

コリ固まった外ももを指の腹で圧迫してほぐす

1

脚を肩幅に開いて立ち、骨盤を右にスライドする。

2

左の腰骨の少し後ろの下の部分を両手の人差し指から薬指の3本の指でマッサージ。場所を変えて同じ要領で2カ所くらい行う。反対側も同様に。

左右各 **30** 秒

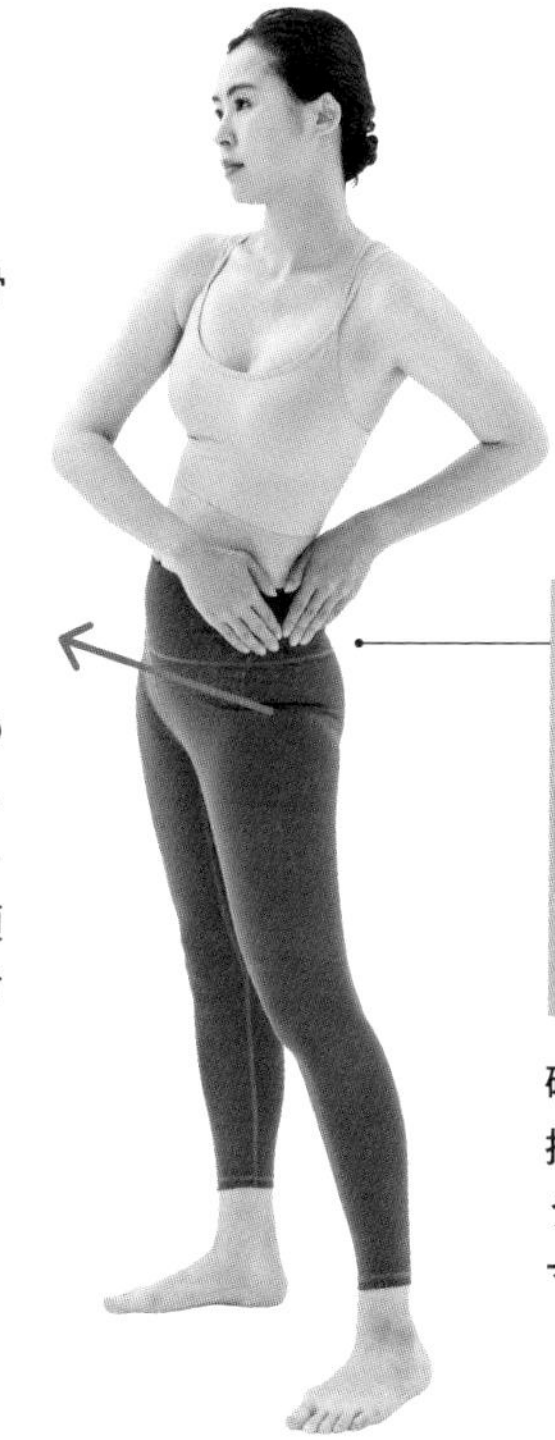

ぎゅっと
指を押し込む

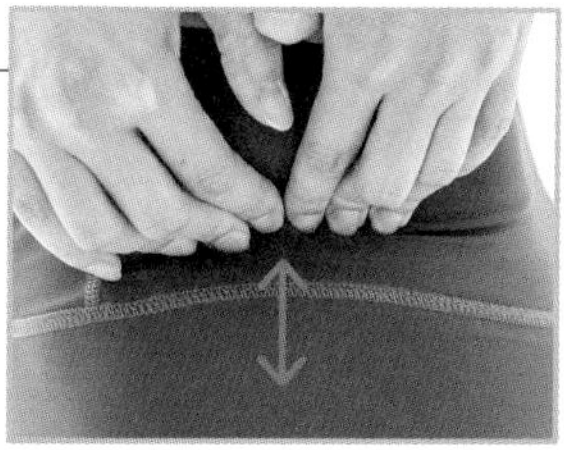

硬くてハリが強い部分なので、指の腹をしっかりと押し込むように圧をかけ、上下にぐりぐりマッサージすることがポイント。

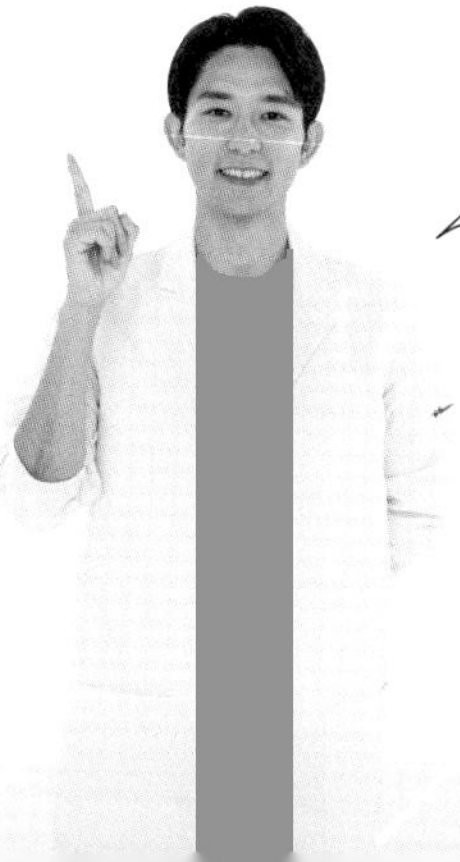

Point!

外ももを緩ませてからえぐるようにマッサージ

右脚に重心を置き、左の外ももを緩めて行うことで圧をかけやすくなります。緩んだ部分をえぐるようにすると圧をかけやすいでしょう。

STRETCH
1
骨膜ストレッチ

外ももを横に突き出して
脚と骨盤で引っ張り合う

1

脚を肩幅に開いてから左脚を一歩後ろに引き、右脚とクロスさせる。

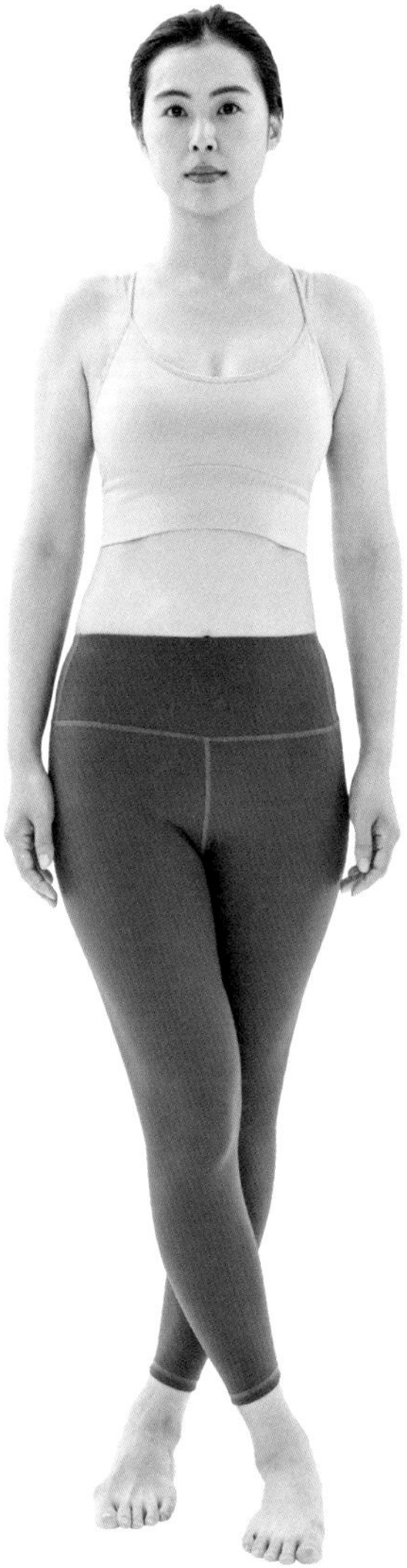

外ハリ脚がすっきり

2

左の骨盤を外へ突き出し、体を右に倒して外ももが伸びているのを感じたらキープ。反対側も同様に行う。

左右各 **30** 秒

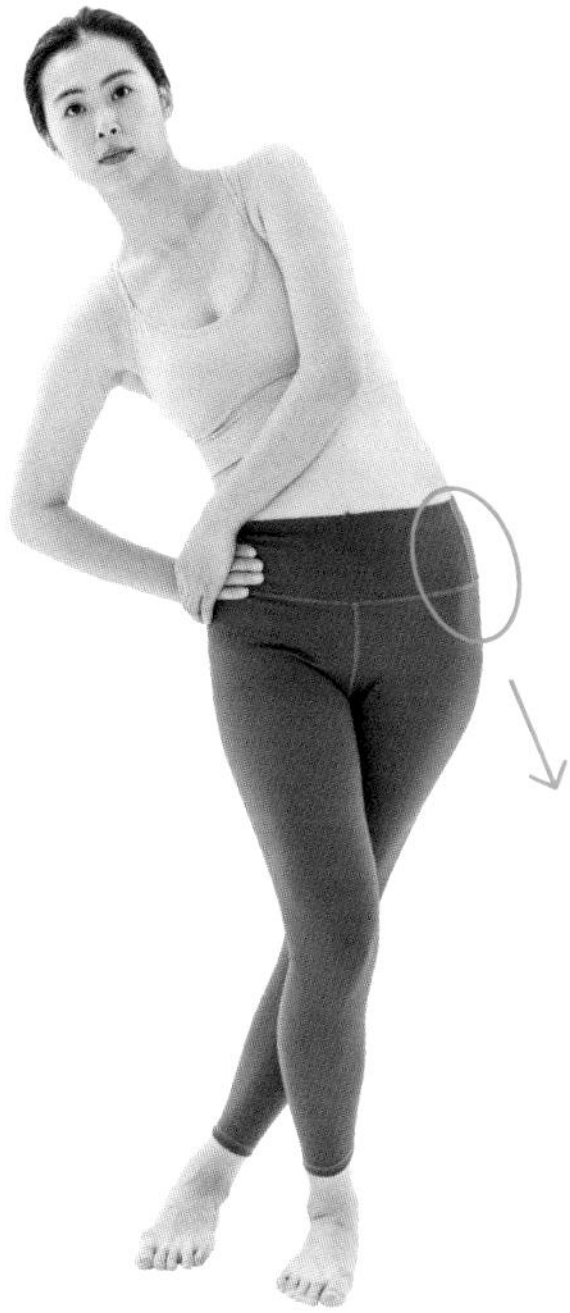

骨盤を斜め下に押し出すイメージで

✕ NG

足裏を浮かせない

後ろの脚の足裏が浮いてしまうと外ももが伸びづらい。足と外ももで引っ張り合う感じで伸ばす、最大限の効果が得られる。

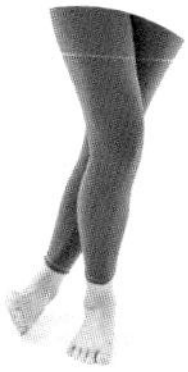

✕ NG

頭だけ倒さない

外ももが硬くて体が倒せないと、頭だけ倒してしまいがち。外ももが伸びる感覚は得られません。

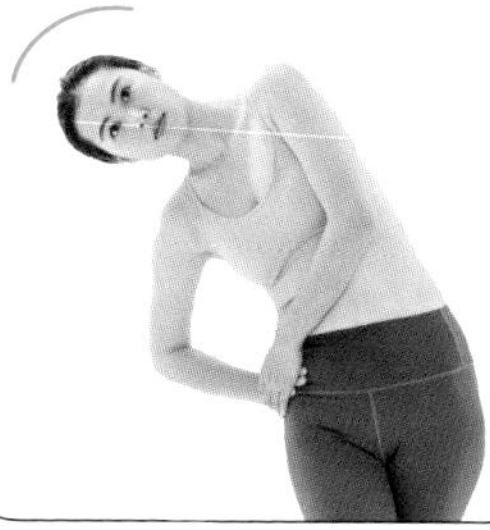

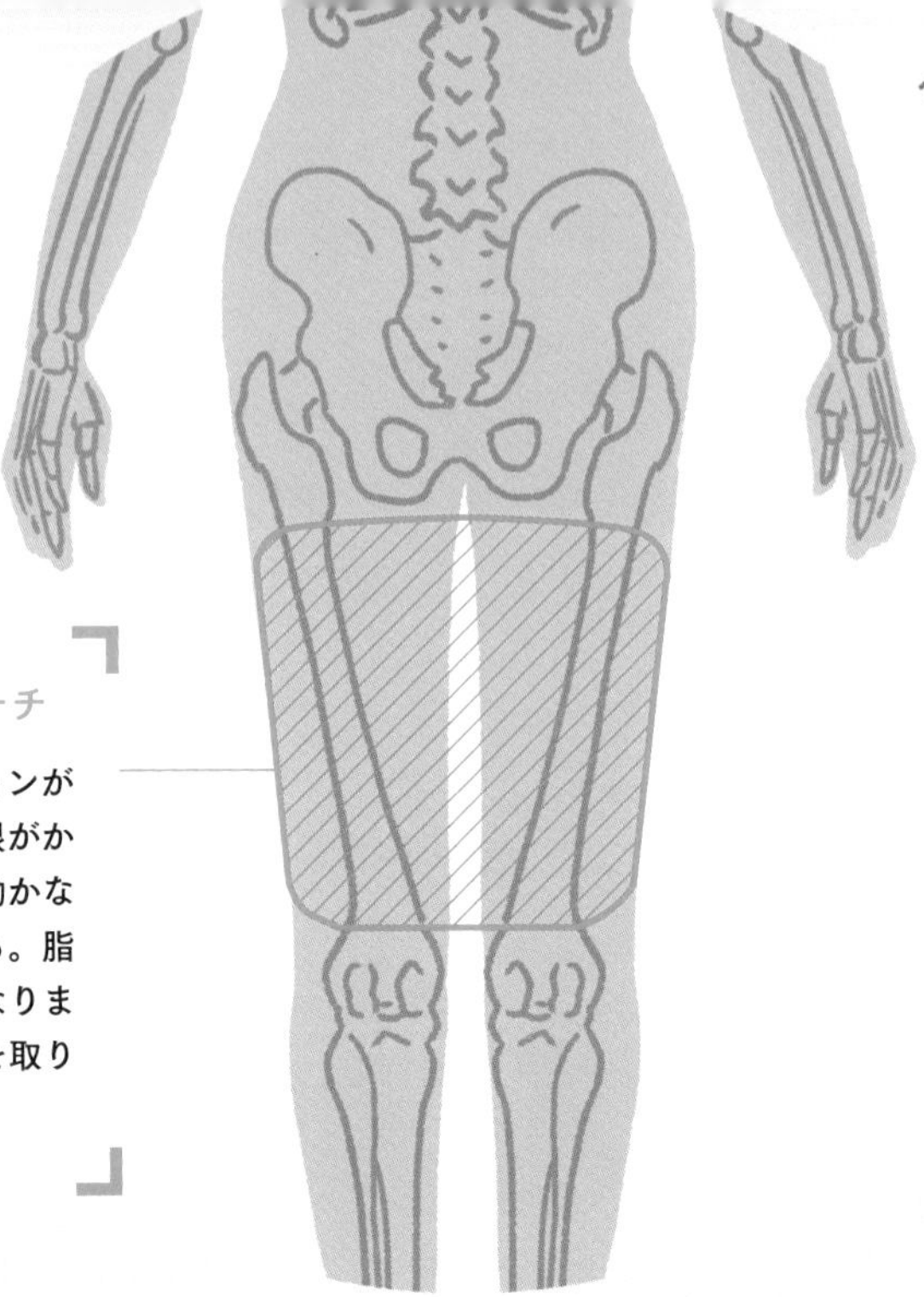

ここにアプローチ

股関節のポジションが悪く、動きに制限がかかってしまうと働かなくなるのが裏もも。脂肪がつきやすくなります。まずは硬さを取り除きましょう。

脂肪がついてタプタプの裏ももの代謝をアップ

サボっている裏ももを刺激 スイッチを入れて使えるように

裏ももは走るときなど、直立の姿勢から脚を後ろに引く際に使う、日常生活では使うことが少ない部位。加えて股関節の動きが悪いと、裏ももは加速度的にサボります。筋肉は使わないと硬くなり、血管や神経が圧迫されて血流が低下、動かす感覚が鈍って、代謝も低下、脂肪がつきやすくなります。

サボっている裏ももをマッサージ&ストレッチ。股関節の動きが改善して、圧迫されていた血管や神経も解放。裏ももを動かすスイッチが入りやすくなり、代謝が上がって脂肪を燃焼しやすくなります。

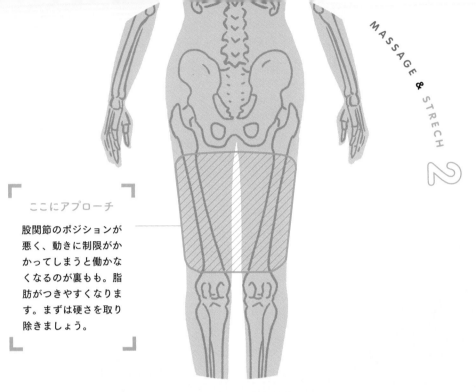

MASSAGE 2 骨膜マッサージ

裏ももの硬くなったところを指の腹でぐいぐいほぐす

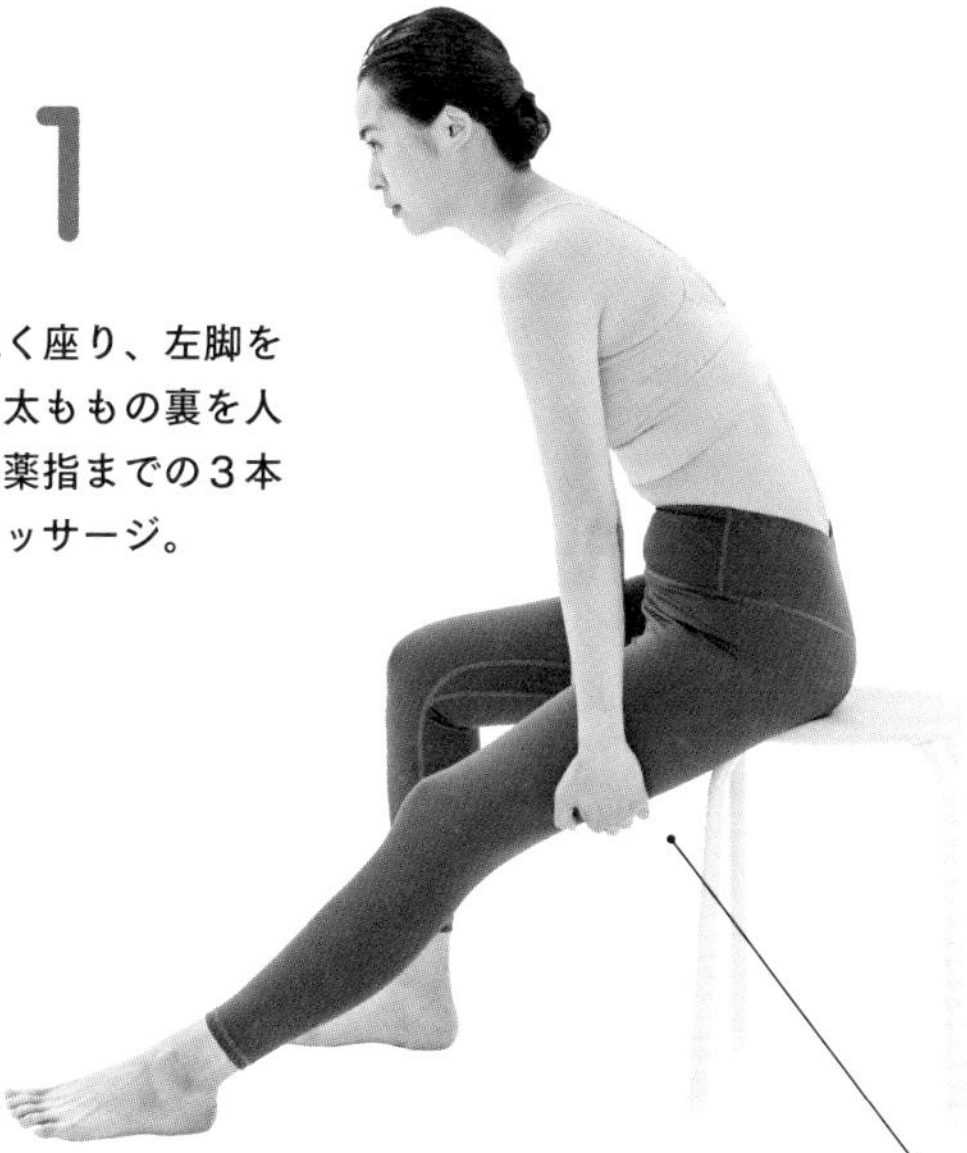

1

いすに浅く座り、左脚を伸ばす。太ももの裏を人差し指～薬指までの３本の指でマッサージ。

2

お尻からひざ裏まで位置を変えながら1と同じ要領で行う。反対側も同様に。

左右各 30 秒

太い筋を乗り越えるように左右に動かす

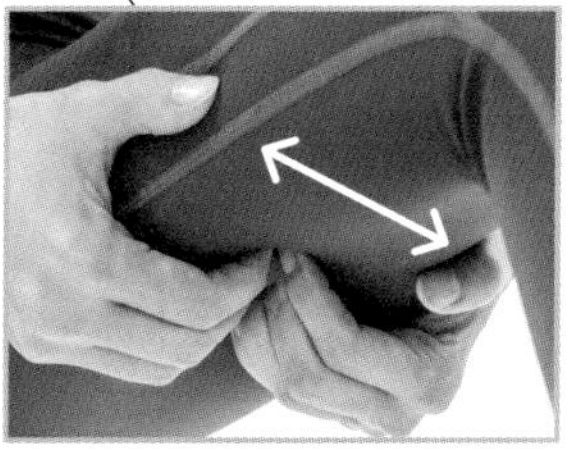

指の腹でしっかり圧迫、左右に動かす。体を前へ倒すと裏ももに力が入ってしまうので、上半身はできるだけ起こして行う。

Point!

裏ももの真ん中の硬い部分に指先を刺すような感覚で行うと、しっかりと深層までほぐせます。

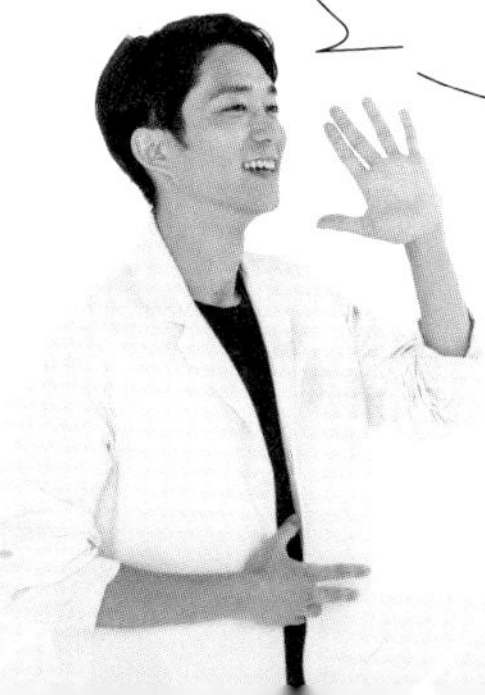

STRETCH
2
骨膜ストレッチ

かかとと骨盤を引っ張り合って 裏ももを伸ばす

1

足を30度くらいに開いていすに置き、つま先を立てる。

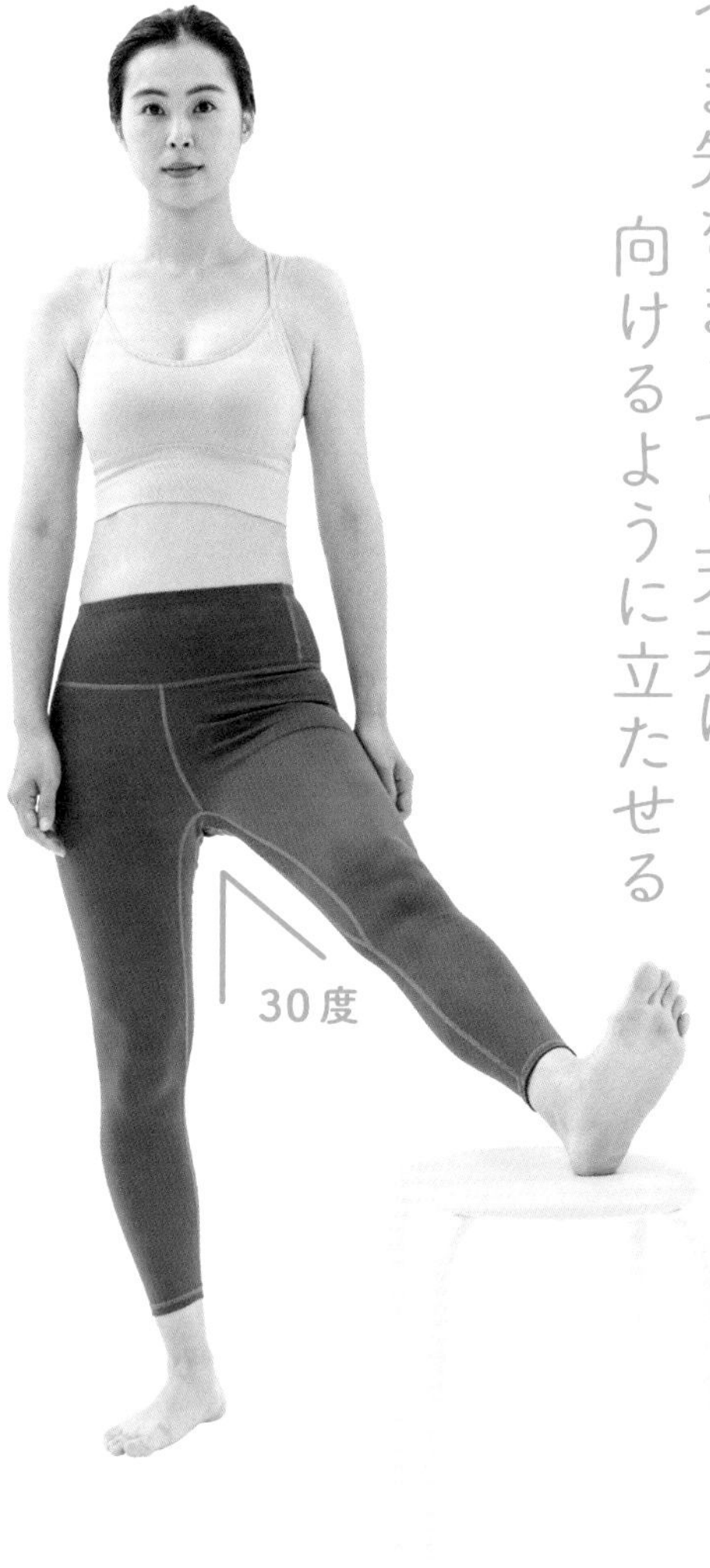
つま先をまっすぐ天井に向けるように立たせる
猫背にならないように

手を股関節で挟むように

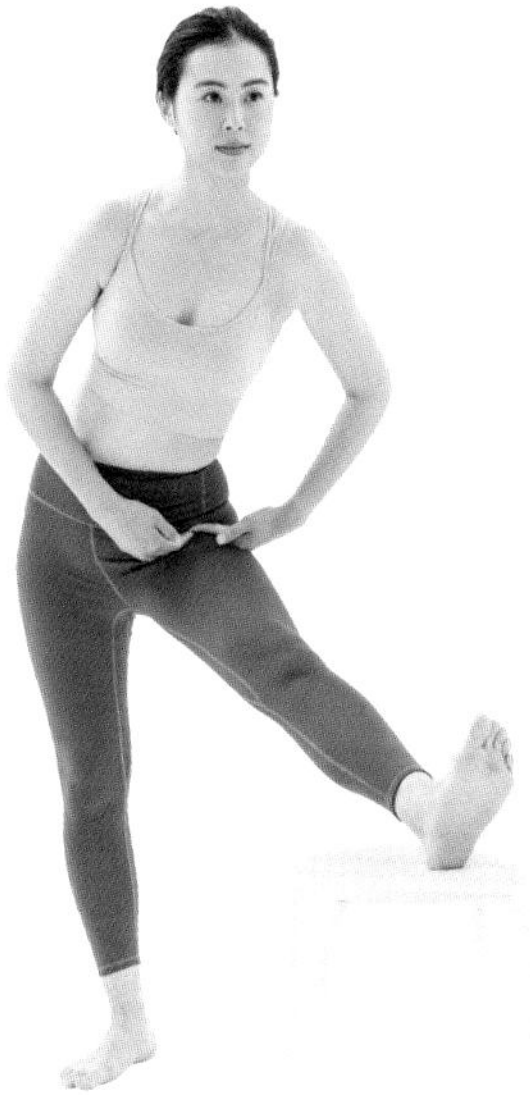

2

鼠径部に手を置き、それを挟むようにして上体を前へ倒す。裏ももが伸びているのを感じたらキープ。反対側も同様に行う。

左右各 30 秒

NG

背中を丸めない

体を前に倒したつもりにはなるけれど、背中を丸めただけでは裏ももは伸びません。骨盤を立てて上体を倒すと、足先と引っ張り合うように伸ばすことができます。

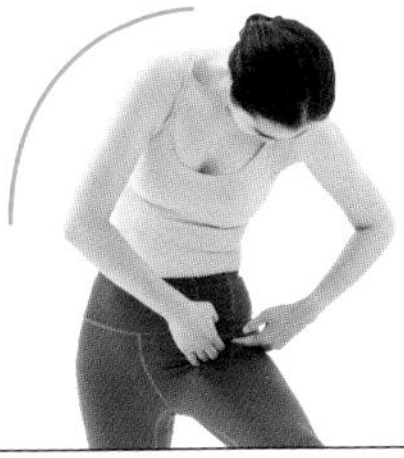

NG

脚をまっすぐ伸ばさないこと

体に対してまっすぐ正面に脚を出すと、裏ももの伸びを感じにくいです。30度ほど外に出すことで、しっかりストレッチできます。

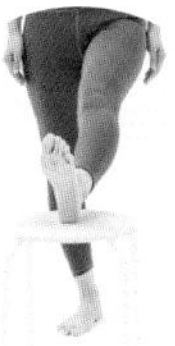

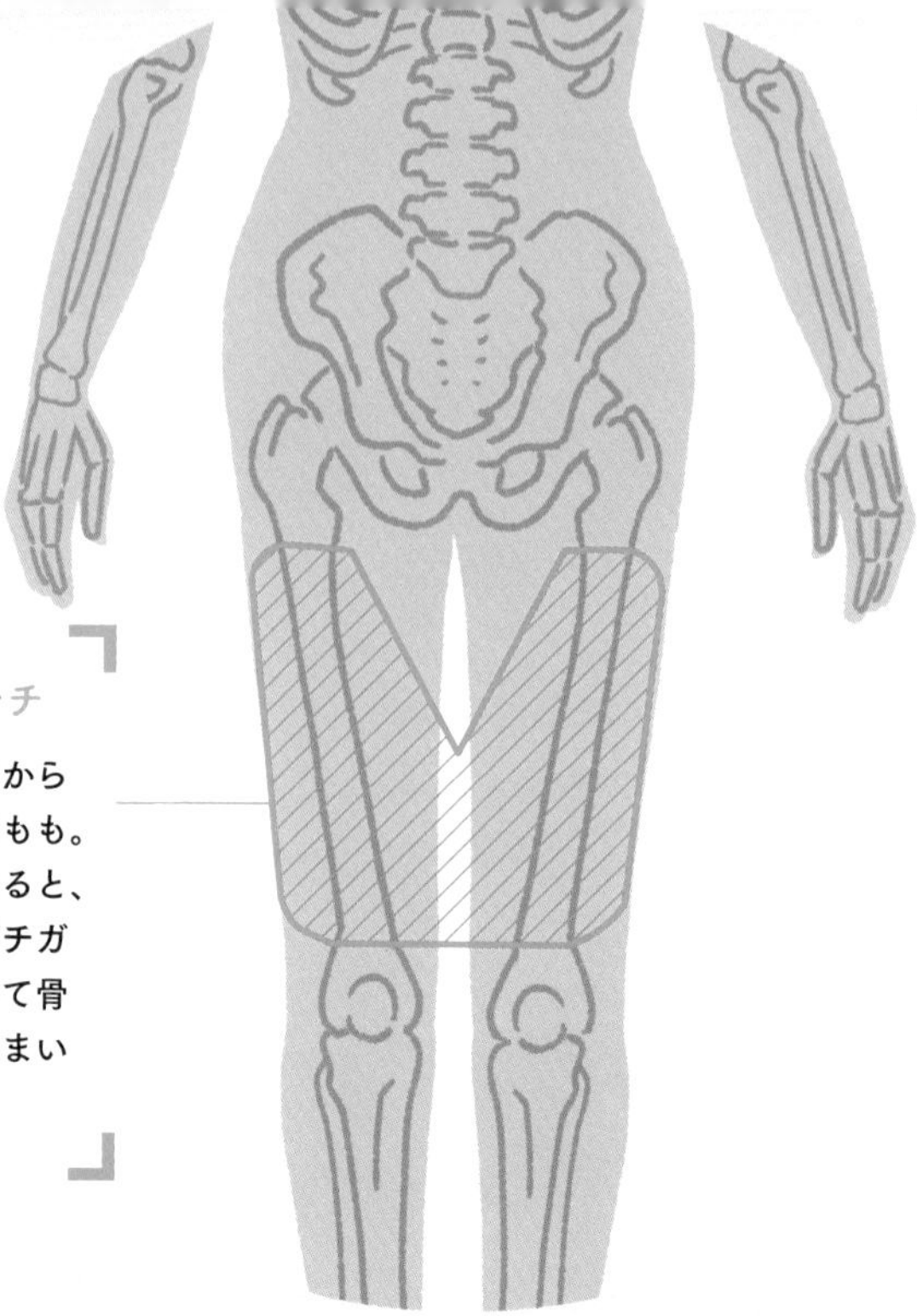

ここにアプローチ

脚の付け根あたりから前へ張り出した前もも。前重心になっていると、ハリ感が強く、ガチガチに硬くなっていて骨盤を前傾させてしまいます。

負担がかかりやすく ハリ感が強い前ももを緩める

日々の動作がラクになる 美脚に近づく前ももケア

股関節は太ももやお尻の筋肉を使って脚を曲げる、伸ばすなどさまざまな動きをします。しかし、連動する筋肉が硬くなると、股関節の動きを制限し、その状態でロックしてしまうのが骨膜です。

股関節の動きが悪くて裏ももがサボった分、負担がかかるのが前もも。座りっぱなしやヒールの高い靴での前重心の姿勢が続くと、反り腰などで負担がかかり硬くなります。この硬さを取り除くために前ももにアプローチ。裏ももとバランスよく使えると、歩く、立つなどの日常的な動作がラクになり、美脚に近づけます。

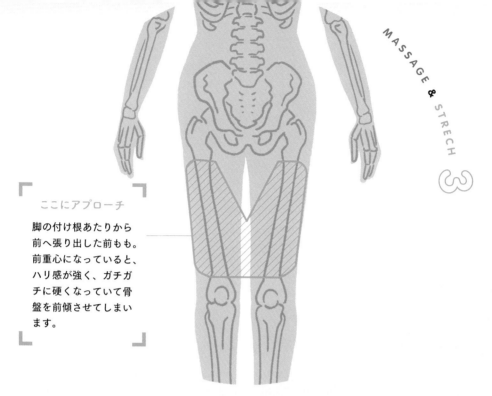

MASSAGE 3 骨膜マッサージ

前ももの真ん中、内側、外側をまんべんなくマッサージ

1

いすに座り、ひざをやや折り曲げたまま左脚を前に出す。両手の人差し指～薬指までの3つの指で前ももを押してマッサージする。

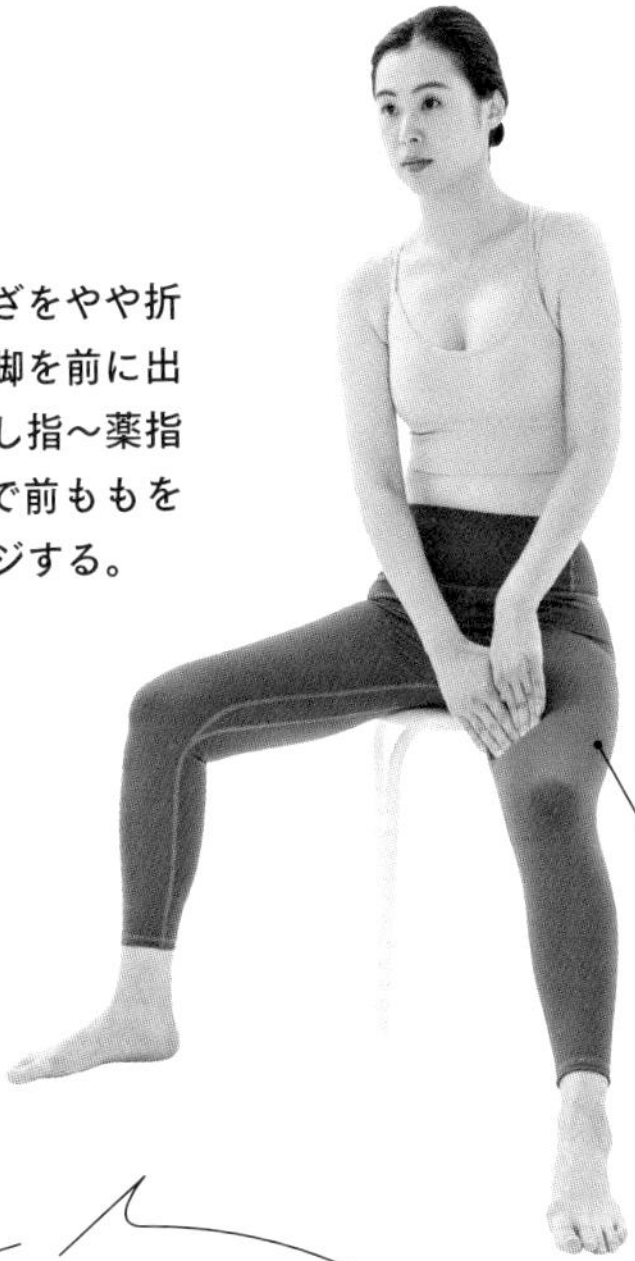

2

同じ要領でひざから脚の付け根まで、場所を変えながらマッサージをする。余裕があれば前ももの外、内側も同じ要領で行う。反対側も同様に。

左右各 **30** 秒

前ももに対して垂直に押す

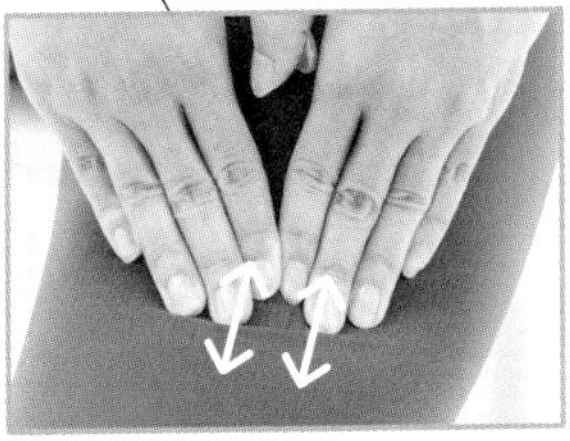

指の腹で圧をかけたら、前後に動かしながら前ももをほぐす。場所を変えても圧が抜けないように注意。

NG

ひざが伸びている

ひざが伸びていると前ももに力が入りやすく、圧をかけづらくなります。脚の力を抜いて、しっかり圧をかけて骨膜にアプローチしましょう。

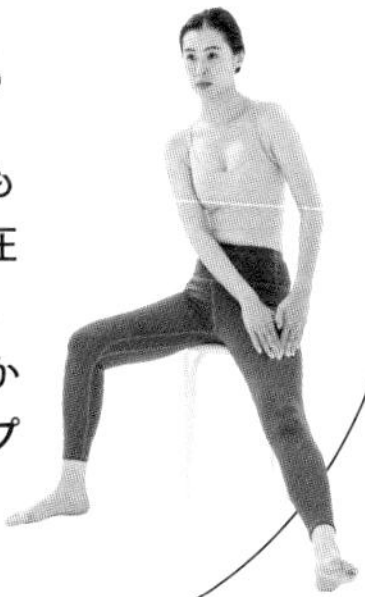

STRETCH
3
骨膜ストレッチ

脚の付け根とひざを引っ張り合う感覚で前ももを伸ばす

1

いすの後ろに立ち、いすの背に左手を添える。

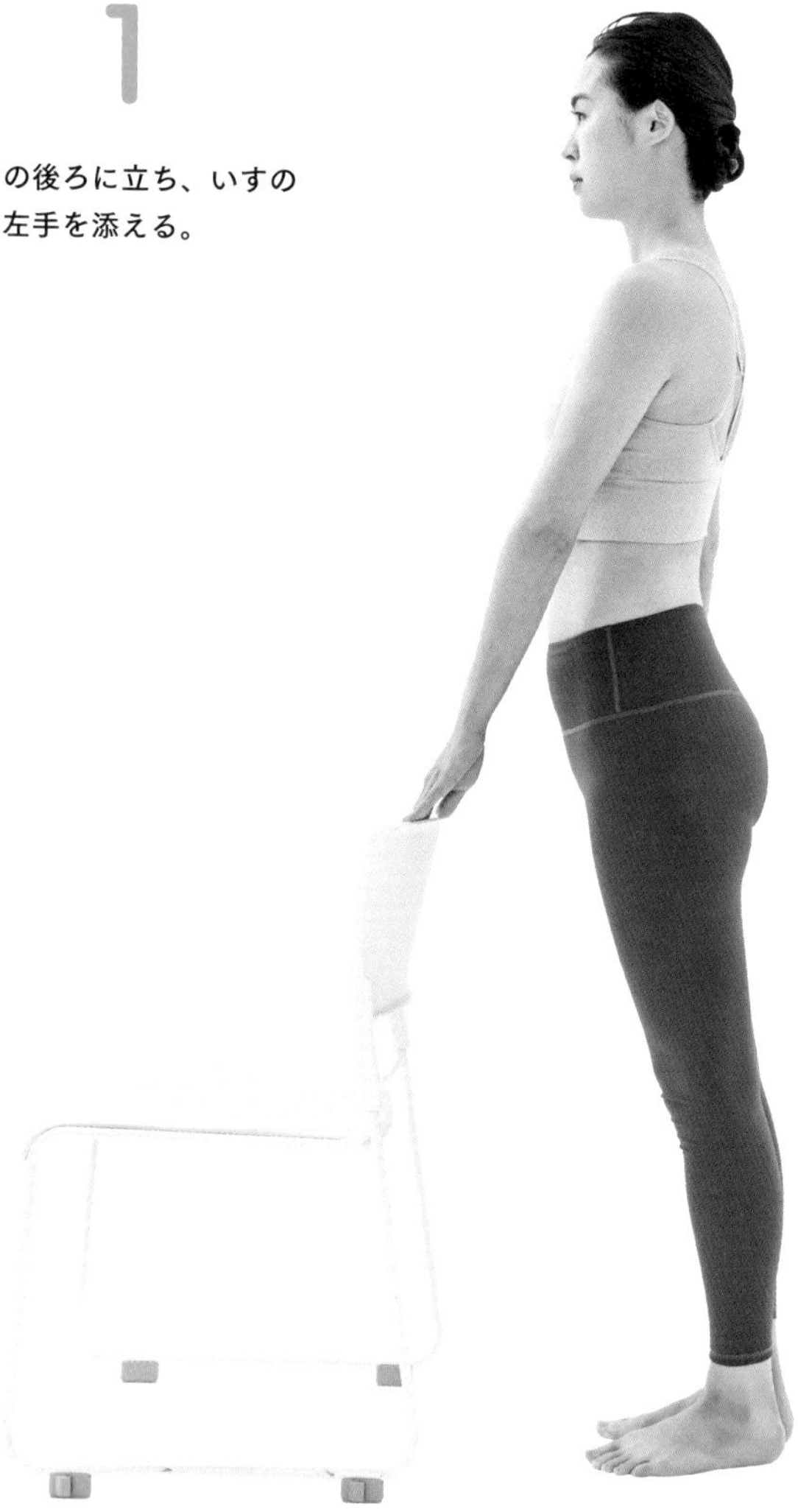

前ももはピーンと伸ばす

2

左の足首を右手でつかみ、前ももが伸びているのを感じたらキープ。反対側も同様に行う。

左右各 30 秒

ひざを真下に向ける

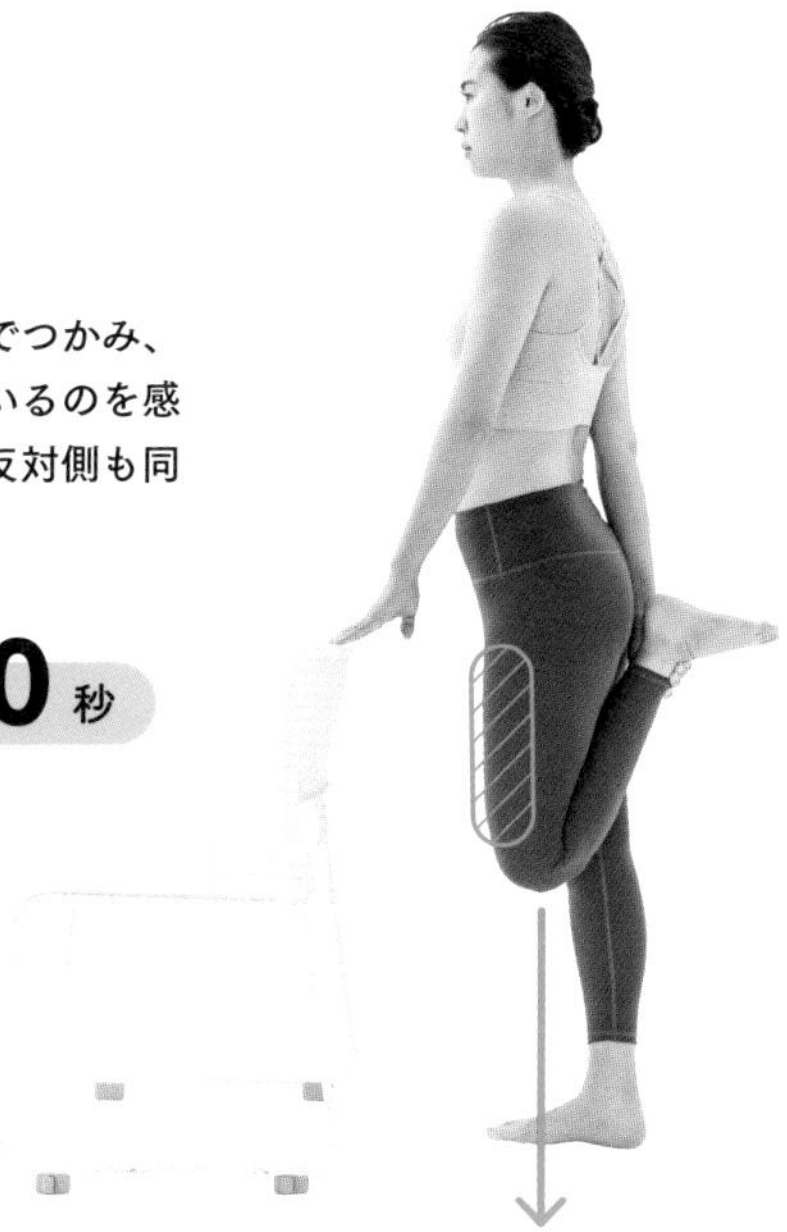

猫背にならないこと

✕ NG

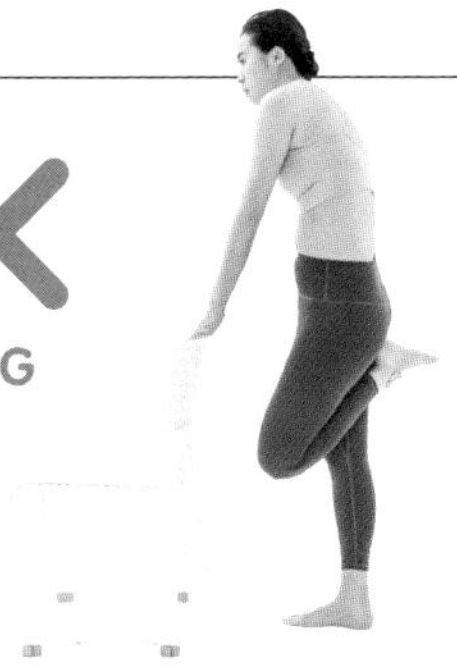

前ももが硬すぎて伸びないと、痛くて猫背になりがち。その場合ももう一度マッサージに戻って。また、足先だけを持つと伸び感が弱くなるので、足首を持つようにしましょう。

✕ NG

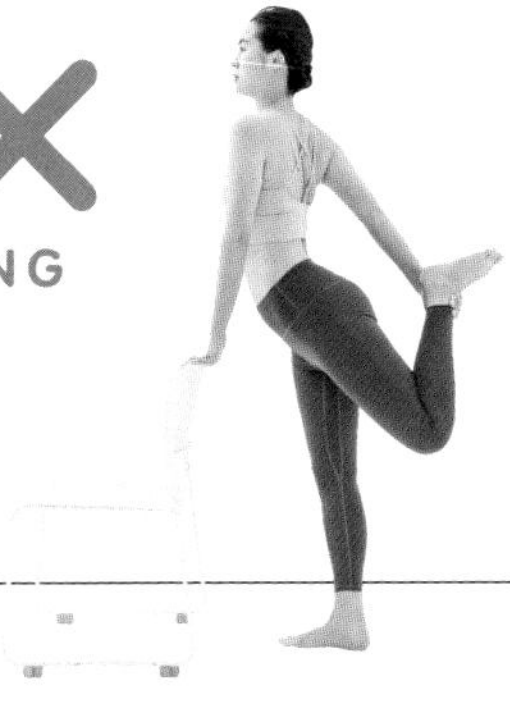

腰を反らさない

脚を後ろに引っ張って前ももを伸ばそうとすると反り腰になりやすいので注意しましょう。腰の負担になり、前ももは伸びません。

つい隠したくなる
ししゃも脚

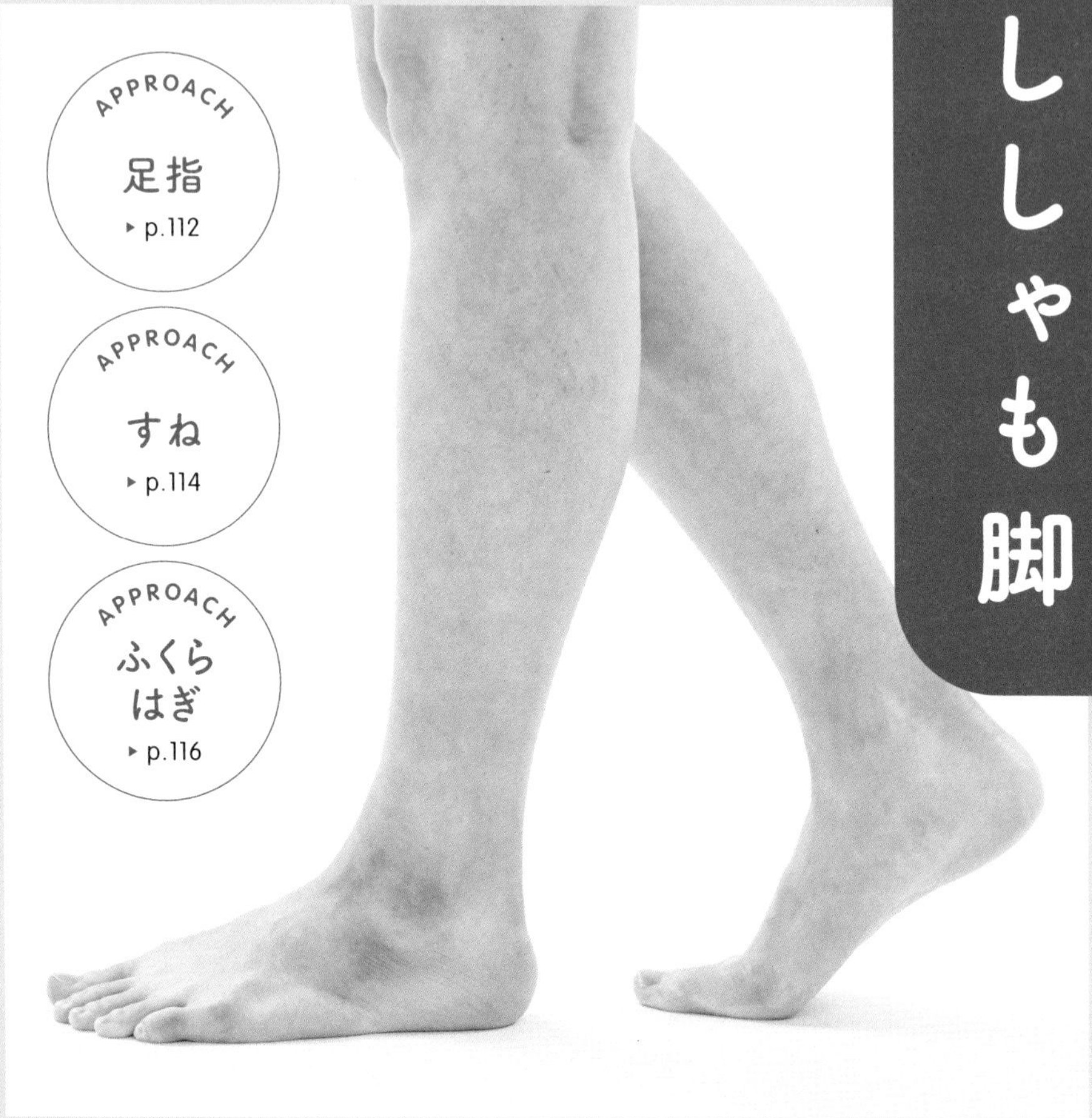

APPROACH
足指
▸ p.112

APPROACH
すね
▸ p.114

APPROACH
ふくら
はぎ
▸ p.116

足指が使えるようになると
ふくらはぎも歩き方も変わる

ふくらはぎが外に張り出したししゃも脚になるのは、足指の使い方に問題があるからです。

一日中革靴など硬い靴を履いていると、足指の動きやバランスが悪くなり、足裏を使って歩けなくなります。その代償として、ふくらはぎばかりを使ってしまう。また、外側重心でバランスが悪いと、ふくらはぎは外ハリ脚、O脚になりやすくなります。

まずは足指の骨膜を緩めます。次にハリが強いすね、最後にふくらはぎの硬さをとると、スムーズに歩けるように。ふくらはぎがパンパンになるのを防げます。

Check!

つま先立ちができるorできない、どっち？

かかとをつけて、つま先を30度くらい開いて、つま先立ちをして足指の硬さをチェック。足指を指の付け根から曲げてつま先立ちができるようになるのが目標です。

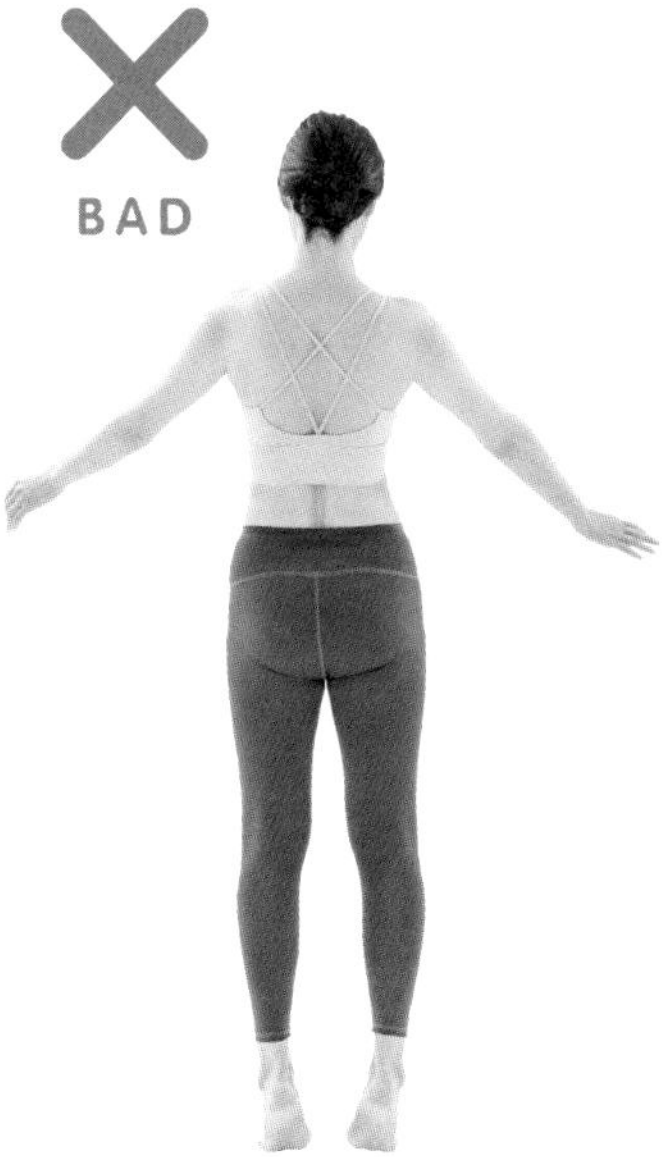

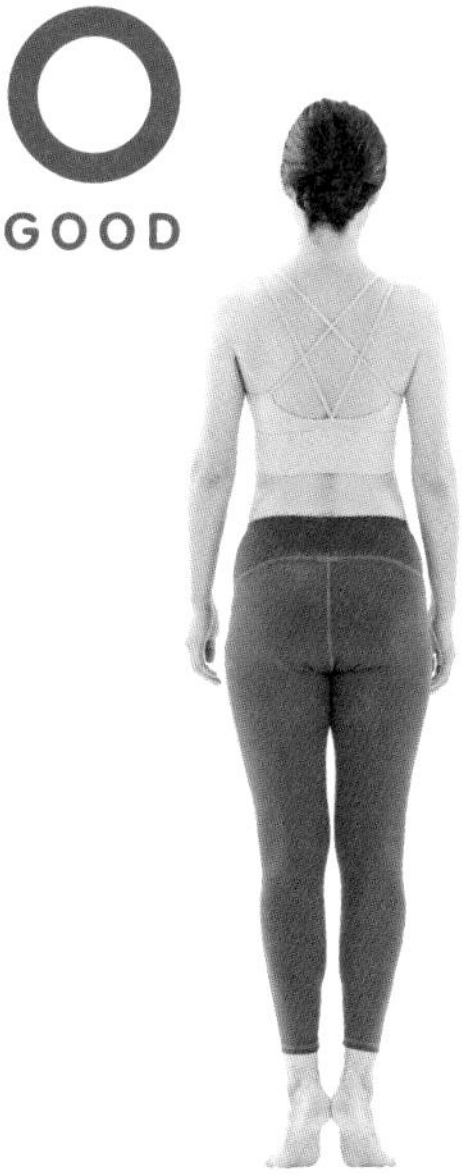

ししゃも脚になりやすい人

かかとが離れる、ふらふらする、親指が浮いてしまう人は足指が使えていない、もしくは外側重心でバランスが悪い人。歩くときにふくらはぎの外側への負担が多すぎて、パンパンになりやすい。また、歩くとすぐに疲れてしまいます。

ししゃも脚になりにくい人

かかとを上げられ、かかとが離れずにバランスが崩れない、小指に重心がのっていないこと。これらの条件をクリアできれば、足指をふだんからバランスよく使えているということ。ふくらはぎへの負担が少ないのですらり脚に。

MASSAGE 1

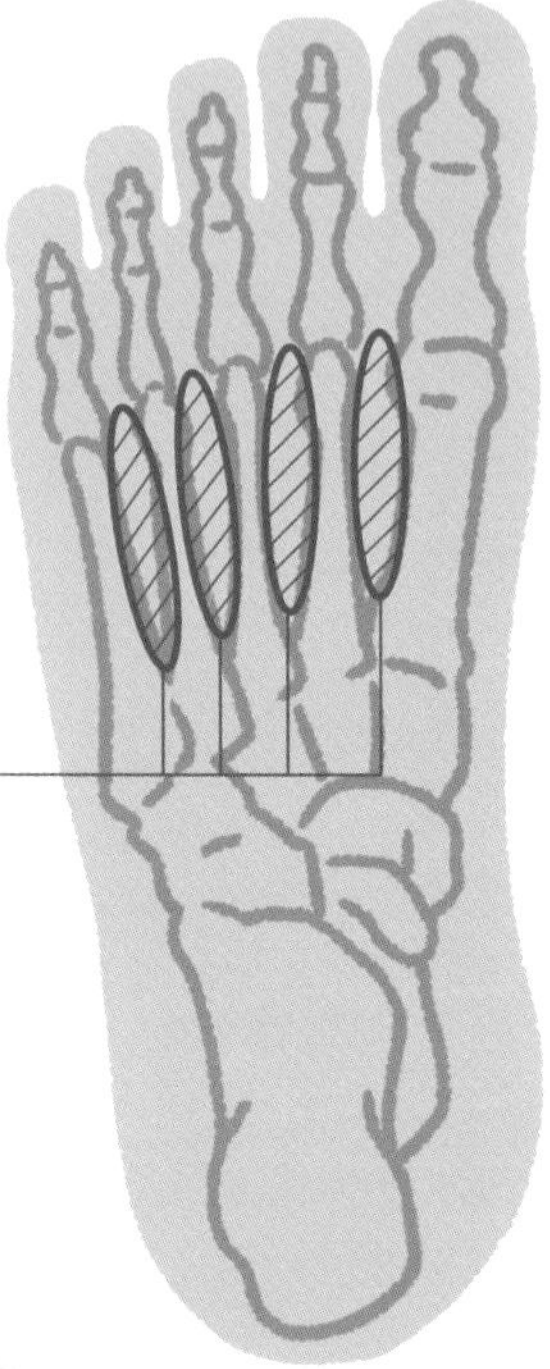

ここにアプローチ

ふだんから窮屈な靴や硬い靴を履いていると動きが悪くなる足指。ふくらはぎの使い方に大きく影響するのでしっかりケアしましょう。

足指の柔軟性がふくらはぎの負担を軽減

足指の動きがよくなるとふくらはぎと太ももに好影響

気になるふくらはぎだけをマッサージ&ストレッチをしても、残念ながら細くはなりません。なぜなら、ふくらはぎを正しく使えるかどうかは足指に、特に親指と人差し指に柔軟性があるか、バランスよく使えているかどうかにかかっているからです。

そのためには足指をしっかり曲げられ、反れること。足指が使えれば足裏全体に力が分散されます。歩く際に地面を押し出す推進力を作れるため、ふくらはぎの負担が減ります。また、外側重心になりづらく、体が安定。ふくらはぎも太ももも外ハリが解消します。

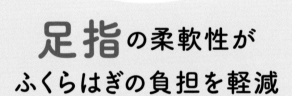

足指の間の骨の際を指の腹でマッサージ

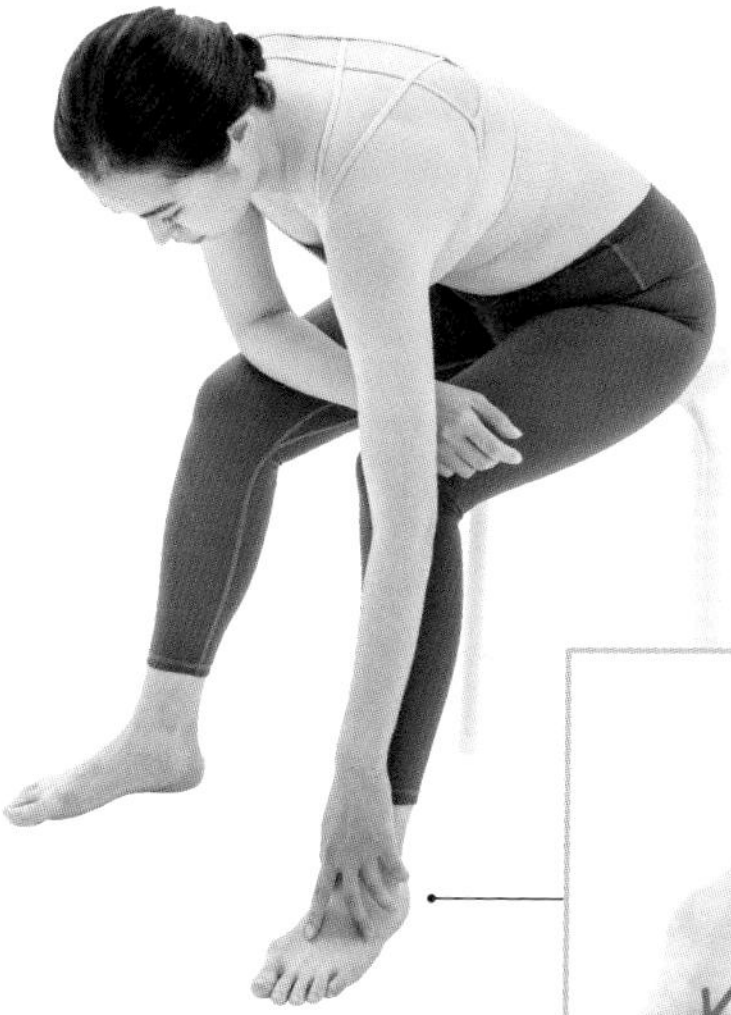

1

いすに深く座る。足の親指と人差し指の骨の間を人差し指の腹で押してマッサージ。

2

場所を変えて同じ要領で2か所くらい行う。余裕があればほかの指の間も同様に行う。反対側も同様に。

左右各 **30** 秒

前後に指を動かす

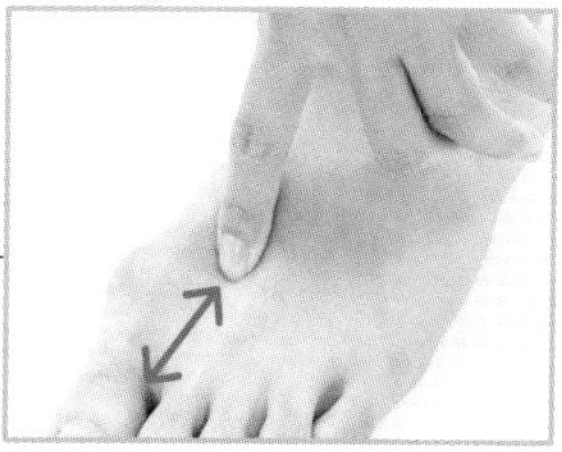

骨と骨の間の骨の際を狙う!

指先に近い部分よりも、足指の骨の根本に近い部分のほうが痛みを感じやすい。いすに座ると腰が痛いようなら床に座って行ってもよい。

Arrange

指の関節を使う

人差し指の第二関節の部分で押してもいいでしょう。指の骨が当たるので、鋭く圧がかかります。

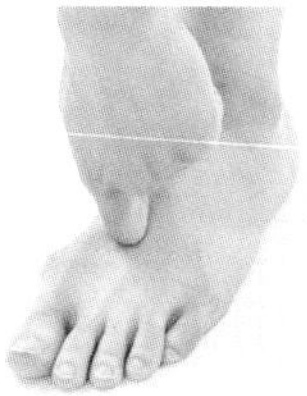

MASSAGE 2

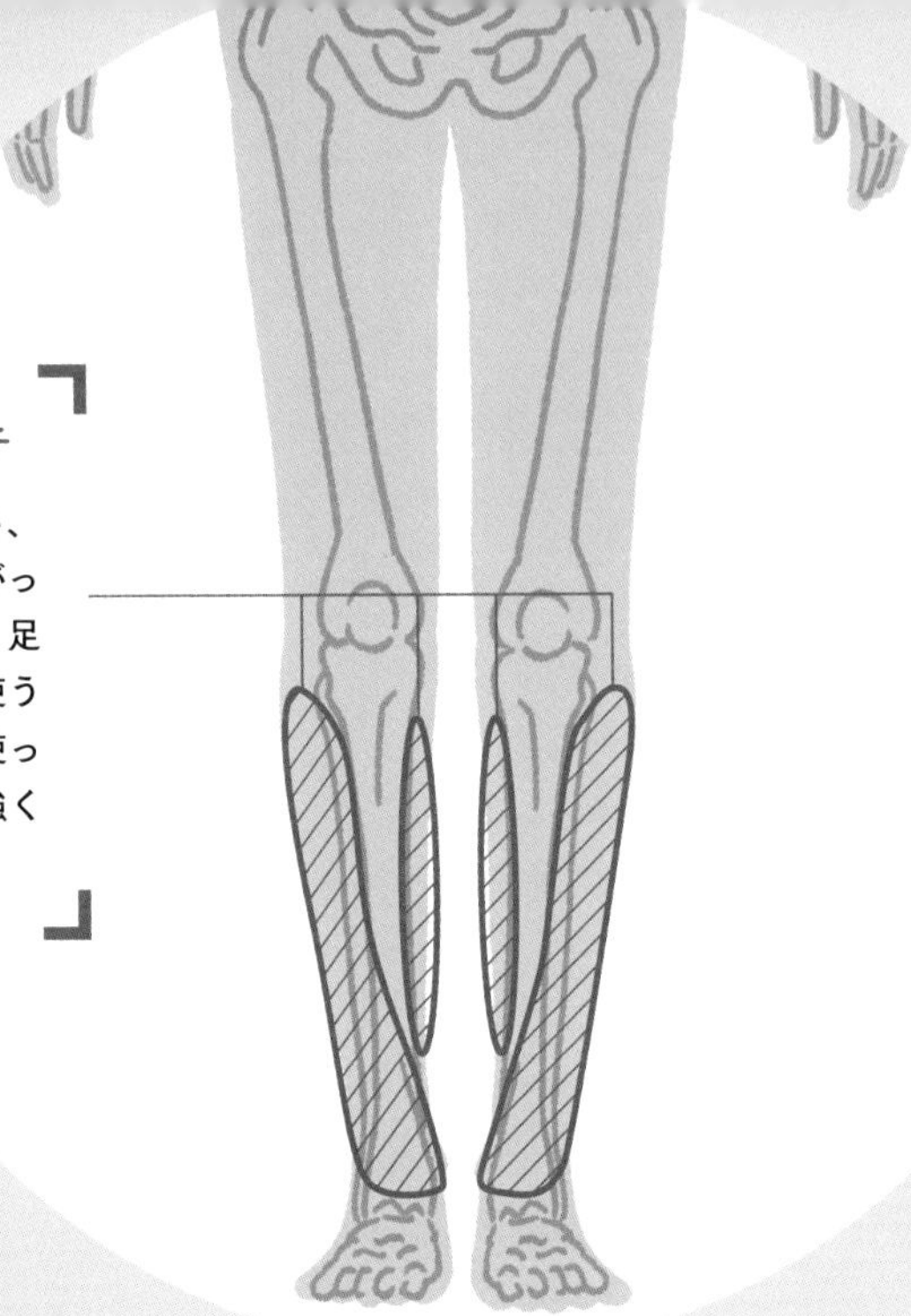

ここにアプローチ

ひざの下の外側から、土踏まずへとつながっているすねの筋肉。足首を上げるときに使うので、足首ばかり使っているとハリ感が強く出ます。

カチカチに固まったすねをケアしたら足首の動きも改善

すねを柔らかくすると足首が使いやすくなる

ひざから下のふくらはぎの太さに悩んでいる人も多いのではないでしょうか。その改善ポイントは「足首」を柔らかくすること。歩く際に足首が硬いと、足を引きずらないようにつま先を上げながら前ももを使った小股歩きになり、お尻の筋肉は使われず、すねがパンパンに張ってしまいます。

そこですねを緩めて足首を動かしやすくします。するとスムーズに地面を蹴り出すことができるようになります。ひざ下やお尻やハムストリングスを使って歩けるようになるため、バランスのいい脚になっていきます。

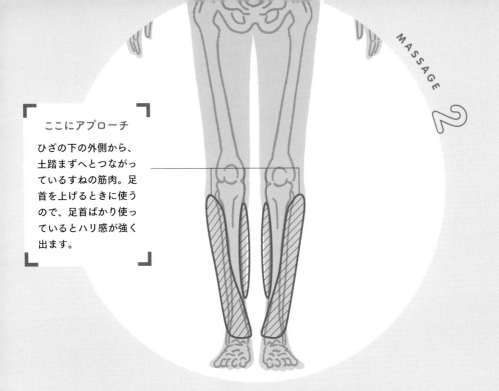

MASSAGE 2 骨膜マッサージ

すねの骨の内側を親指でギューッと押す

骨の裏側から圧迫

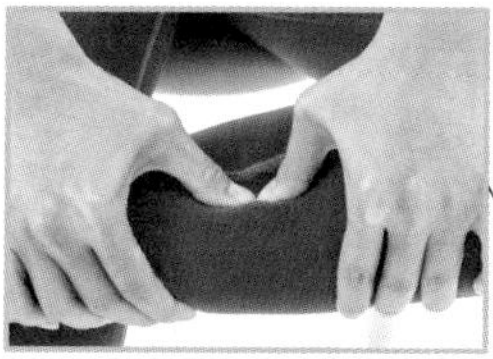

骨の裏側から親指で押し出すような感覚で。硬くなっていると、相当痛いはず。じっくりマッサージすれば痛みは和らいでくる。

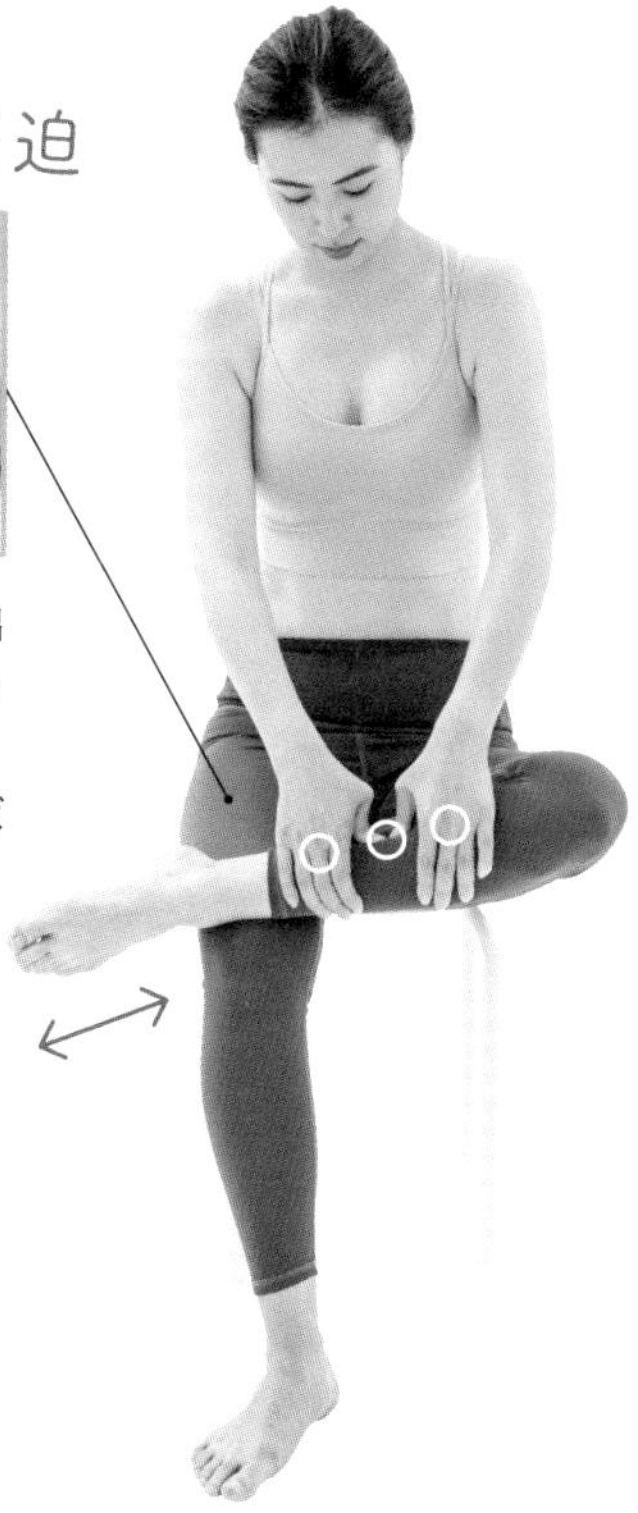

1

左の足首を右ひざにのせる。すねの骨の内側に親指を当てる。

2

足首を上下に30秒動かしながら、指を外側にずらし同じ要領で両サイドに指1本分ずらして3カ所くらい行う。反対側も同様に。

左右各 **30** 秒

親指は縦向きにしないこと

親指を縦向きに並べて押すと、すねの骨の裏側に入れにくく、骨膜が緩まない。指先どうしをくっつけて、指は横向きで行う。

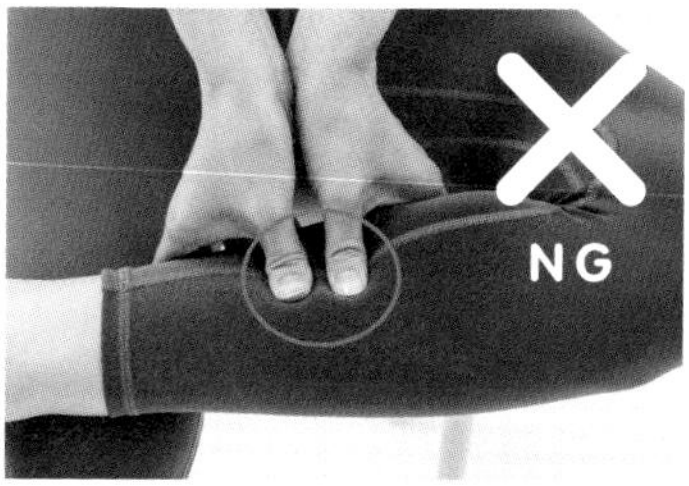

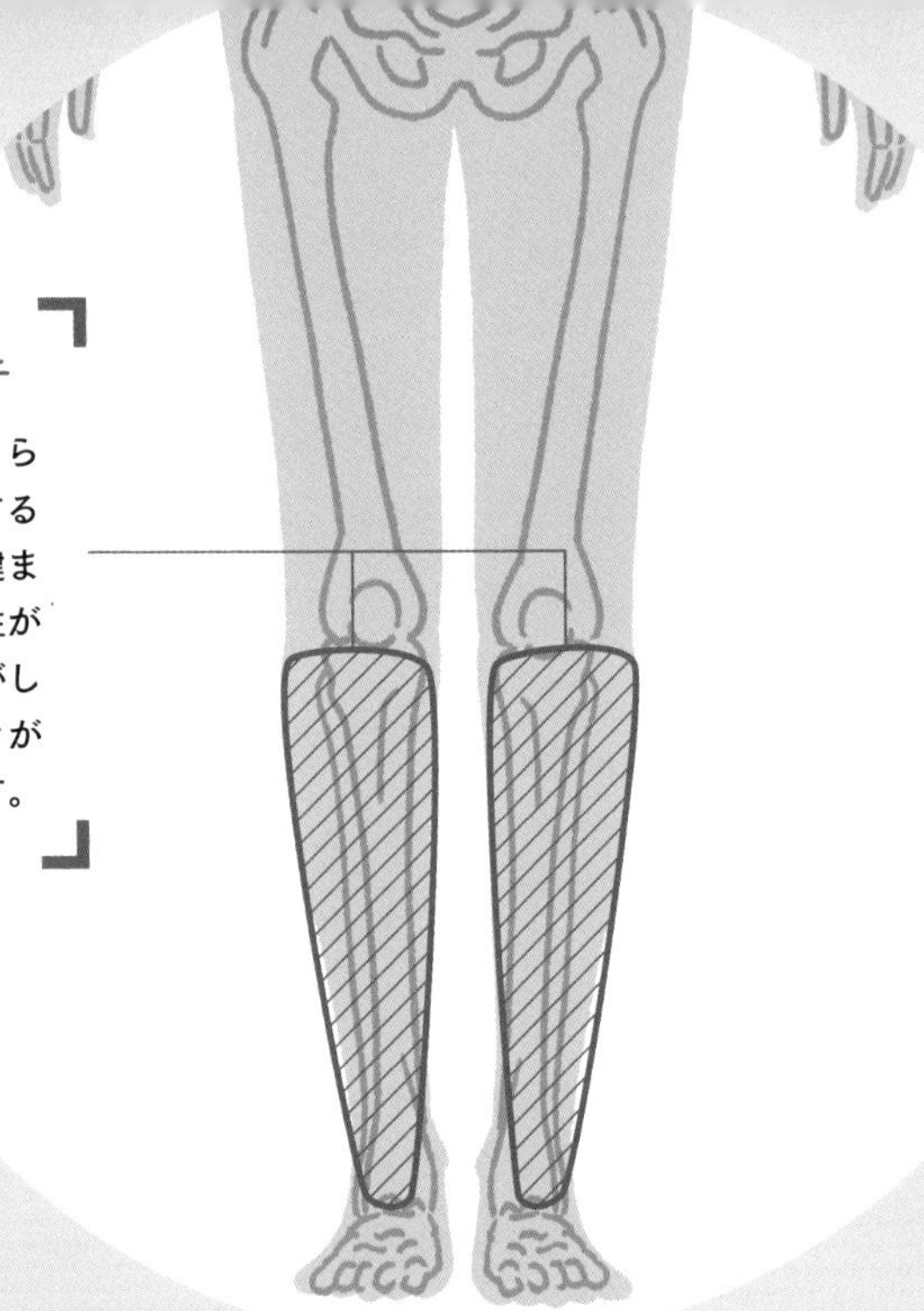

ここにアプローチ

使いすぎているふくらはぎにアプローチすることで、アキレス腱まわりも緩んで柔軟性が出てきます。足首がしなやかに動いて歩きがスムーズになります。

アキレス腱からふくらはぎまで柔軟性を一気に上げる

ふくらはぎを緩めると歩きがスムーズになる

意識的に運動をしていないと、ふくらはぎを使う機会が少なくなり硬くなってしまいます。

バランスのよい脚を目指したいなら、ふくらはぎの骨膜を緩めて使いやすくしていきましょう。ふくらはぎの柔軟性を高めることでお尻と裏ももを使った歩き方ができるようになります。

すると、足首の可動域が広がり筋肉が伸縮することで、血流が改善。むくみや硬さがとれ、脚が細くなってきます。また、歩くときに足指が使いやすくなり、足首やふくらはぎの負担が減り、すらっとしたふくらはぎになれます。

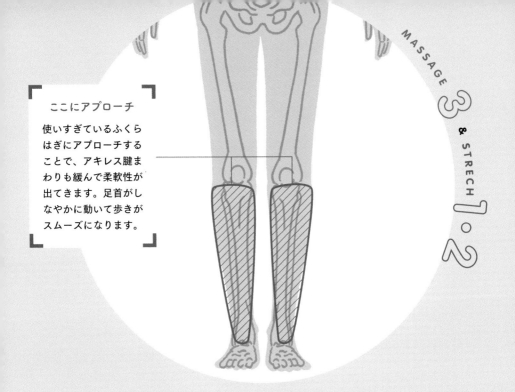

MASSAGE 3 骨膜マッサージ

ふくらはぎの上の部分を親指でほぐす

1

いすに左脚をのせ、左の親指を当てて押し、マッサージ。場所を変えて同じ要領で行う。反対側も同様に。

左右各 **30** 秒

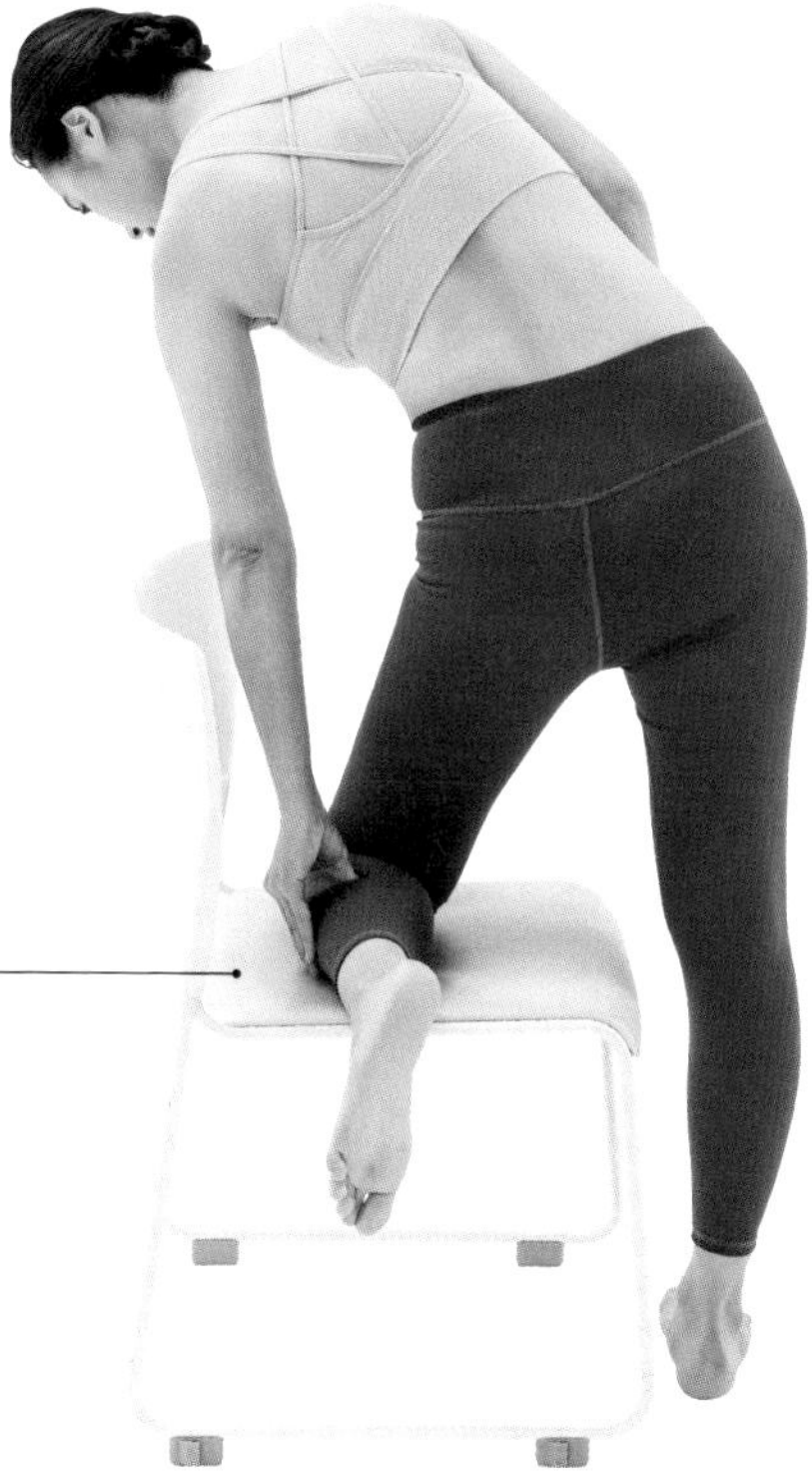

骨の裏側から圧迫

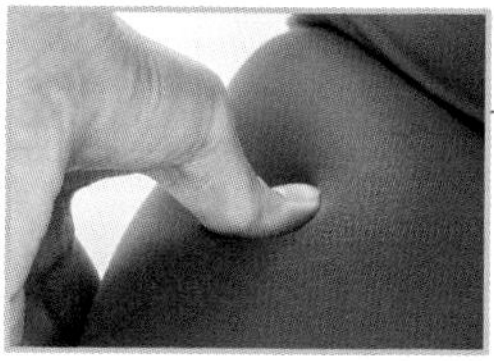

ふくらはぎに垂直に指を当てて、体重をかけるようにマッサージ。

足首までいすにのせる

× NG

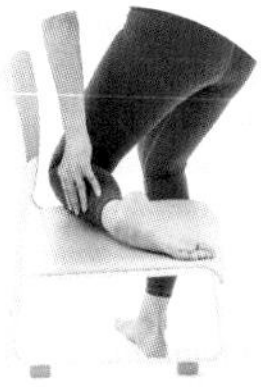

足首が硬い人は、足首までいすにのせると痛くてふくらはぎに力が入ってしまいます。足首は座面の外に出し、ふくらはぎの力を抜いて。

STRETCH
1
骨膜ストレッチ

カチカチに突っ張った
すねと足首を緩めて
足首の動きを改善

1

左脚を一歩引いて立ち、左のつま先だけを床につけて足指からすねまで伸ばす。左右差がある場合は、伸ばしづらいほうを長めに。

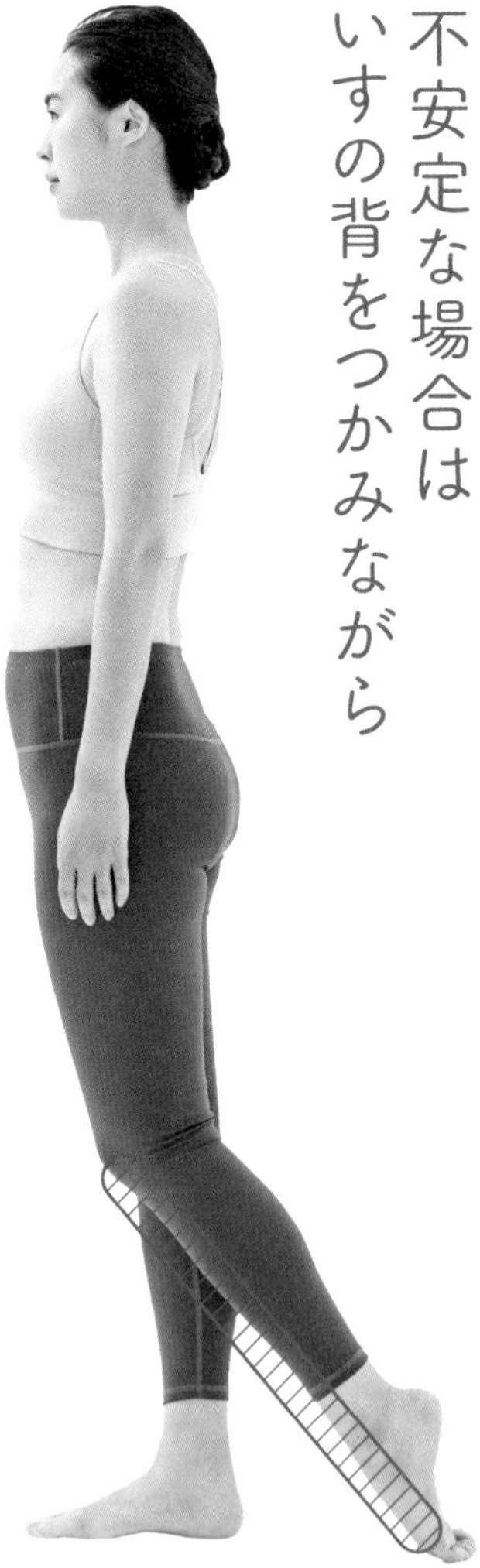

不安定な場合は
いすの背をつかみながら

足指をしっかり曲げる

Point!

足指の曲がりを意識

すねが伸びているのはもちろんのこと、床についている足指も曲げて甲が伸びていることも意識しましょう。

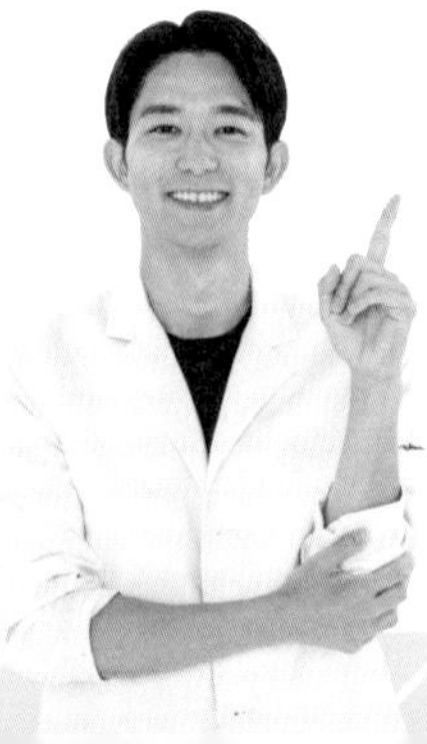

後ろに引いた脚は一直線に

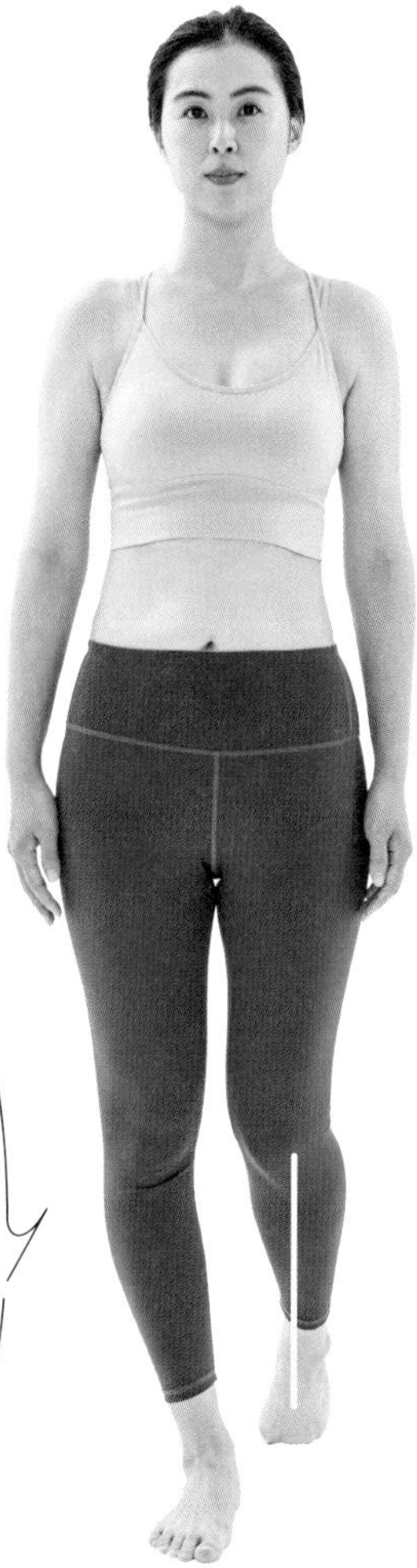

前から見ると、親指、内くるぶし、ひざがまっすぐになるように。反対側も同様に行う。

左右各 **30** 秒

✕ NG

ひざが内に入る

後ろに引いた脚のひざが内に入ってしまうとすねが全然伸びません。親指とひざが一直線上にくるように。

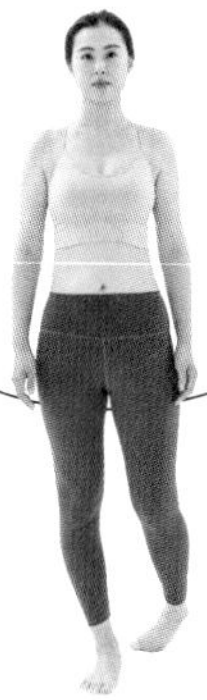

STRETCH 2 骨膜ストレッチ

アキレス腱から ふくらはぎまで背面を伸ばす

歩くのがラクになる！

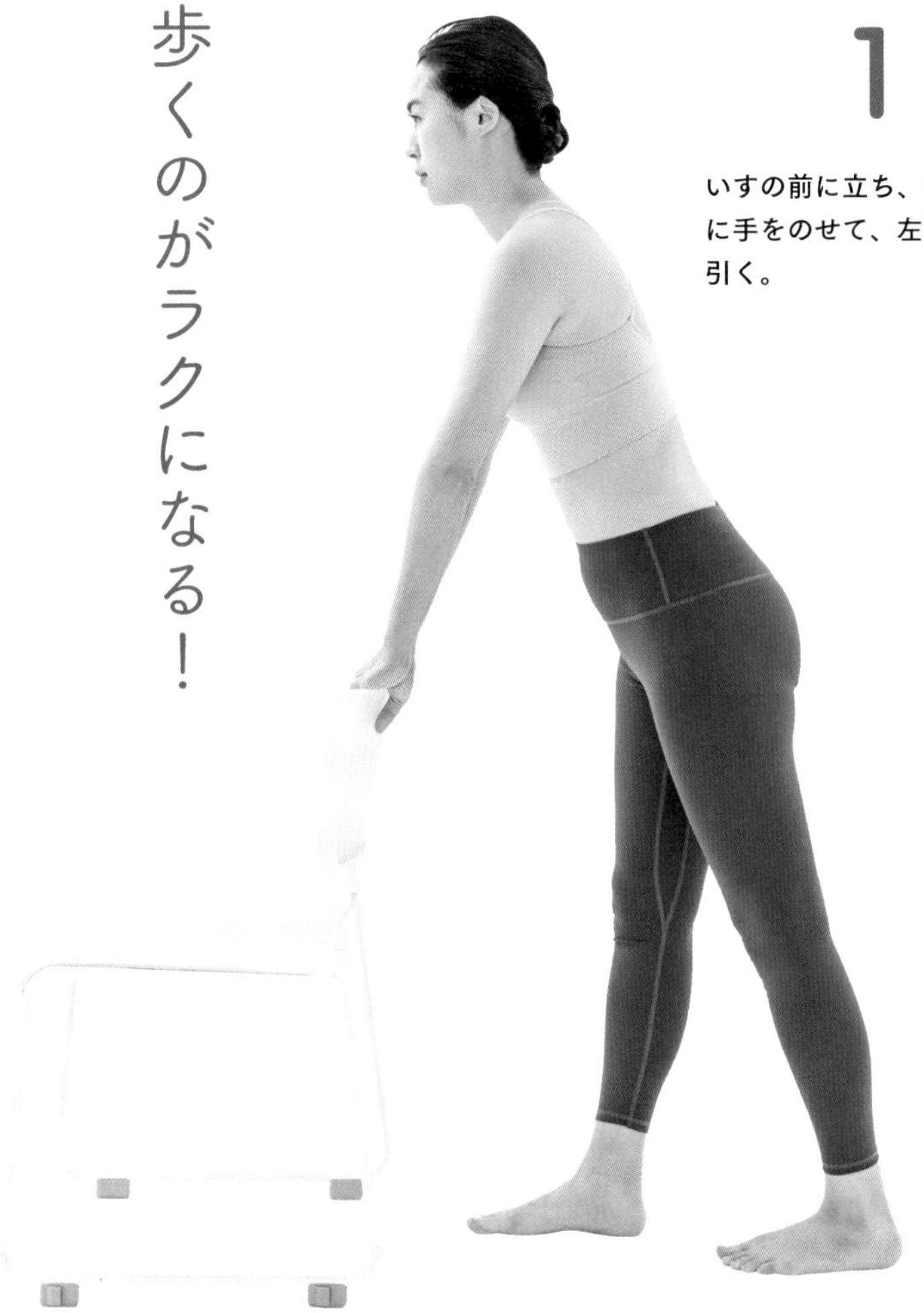

1

いすの前に立ち、いすの背に手をのせて、左脚を一歩引く。

2

後ろの左脚に体重をのせて、体を下におとす。アキレス腱からふくらはぎまで伸ばす。反対側も同様に行う。

左右各 **30** 秒

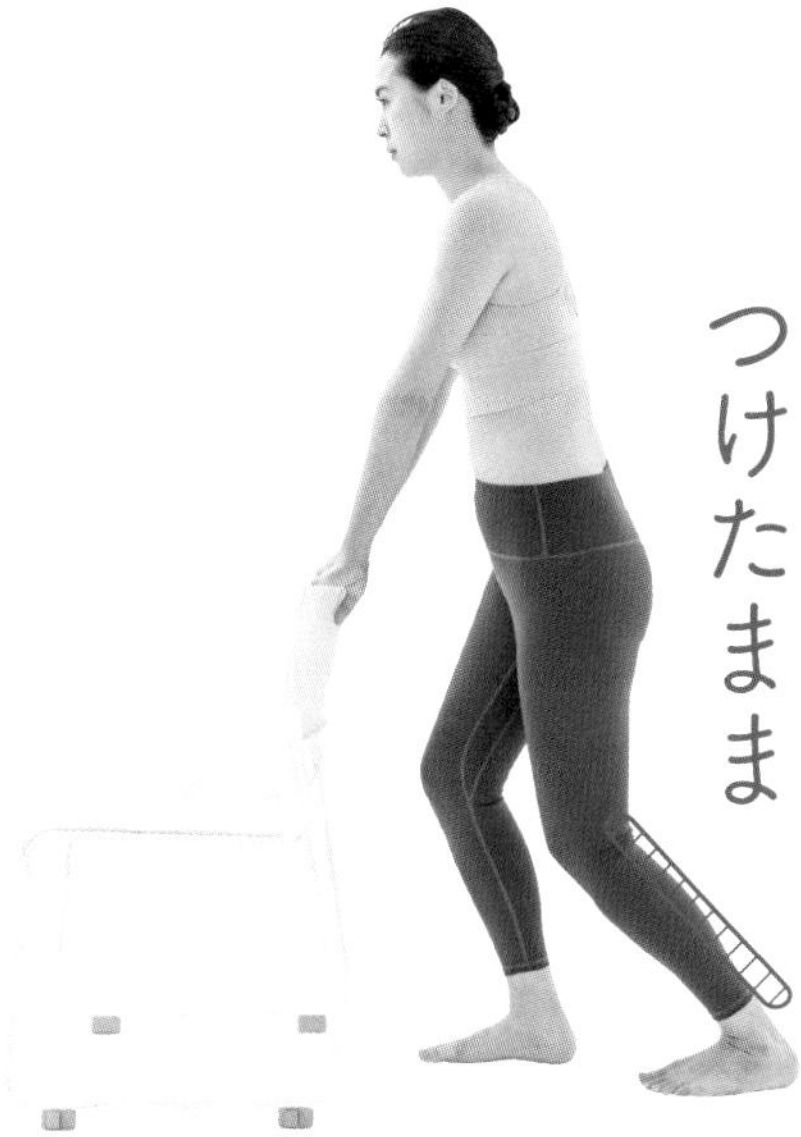

かかとは床につけたまま

Arrange

負荷を少しアップ いすを使って さらに伸ばす

いすに左脚をのせてひざを曲げます。もう一方の脚はできるだけ遠くの床につく。左脚に体重をのせ、右のふくらはぎを伸ばします。

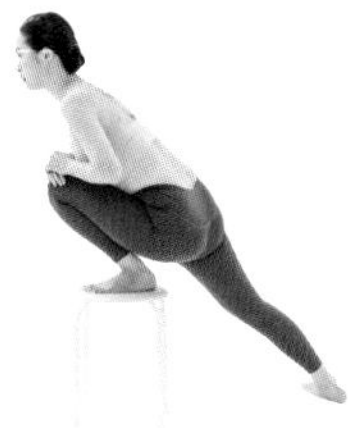

×

NG

ひざが内側に入る

ふくらはぎを伸ばしているほうの後ろ脚のひざが内側に入ってしまうと、ふくらはぎが伸びづらくなります。ひざは正面に向けるのが正解。

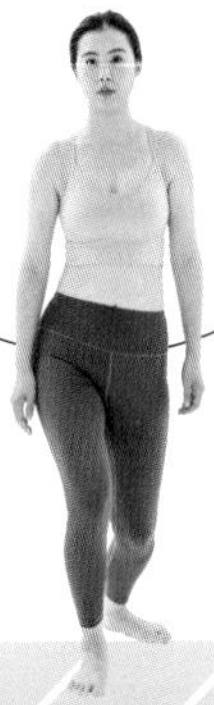

私の「骨膜ストレッチ」体験記

マッサージとストレッチを毎日したおかげで、太ももの骨を感じられるほど細くなりました

Iさん（55歳）

『日々のマッサージ＆ストレッチ、ウォーキング、食事の調整で減量をしましたが、一番効果を感じたのは内ももものマッサージ。はじめの施術では激痛でしたが、毎日自分でマッサージをしているうちに、8cmも細くなり、目に見えて変わってきたことでやる気が出きました。日常生活では骨盤を立てることと腹式呼吸を意識したことで、ぽっこりお腹も解消』

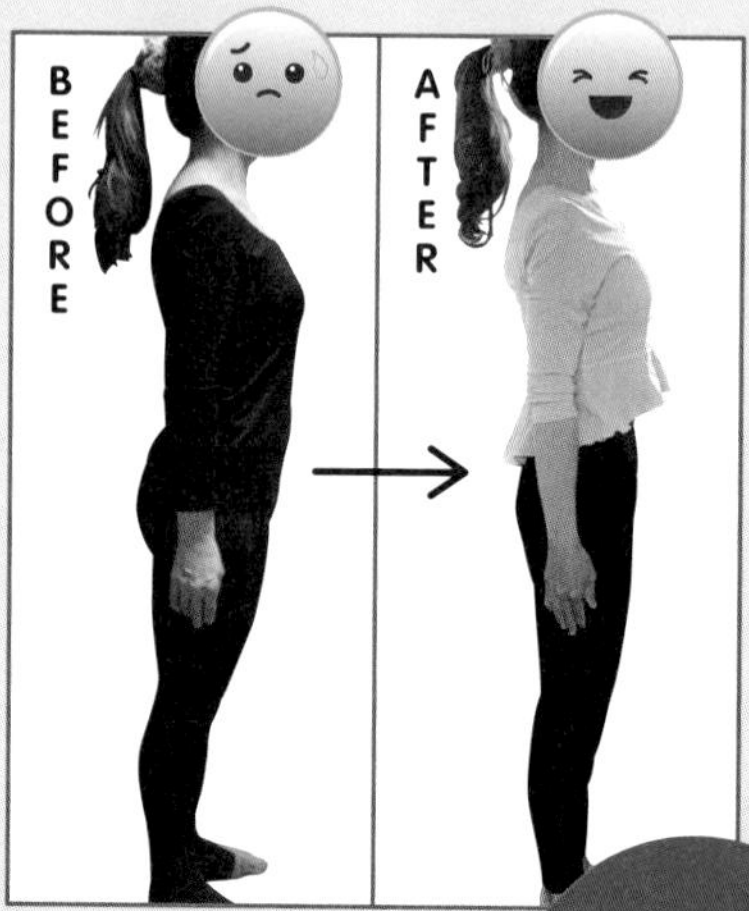
BEFORE
AFTER

3カ月で
体重－13kg
太もも－8cm
ふくらはぎ
－3.5cm

うちだ's Advice

骨盤を立てて肩を開く正しい座り方、立ち方を意識することで、まず見た目がとても若返りました。そして代謝のいい体になり、やせやすい体質になったのだと思います。

60歳すぎてこんな経験ができるなんて……夢がどんどん膨らみます

Rさん（60歳）

『「やせます」と宣言し、家事の合間や仕事中にこまめなストレッチと毎日1時間のウォーキングを始めました。ウォーキングは以前からしていましたが、大股で歩くフォームに変えて2週間で急に体型が変わり、体重が減り始めたのです。デコルテもすっきりしてきました。ストレッチは隙間時間に何度もしたことが成果につながったと思います』

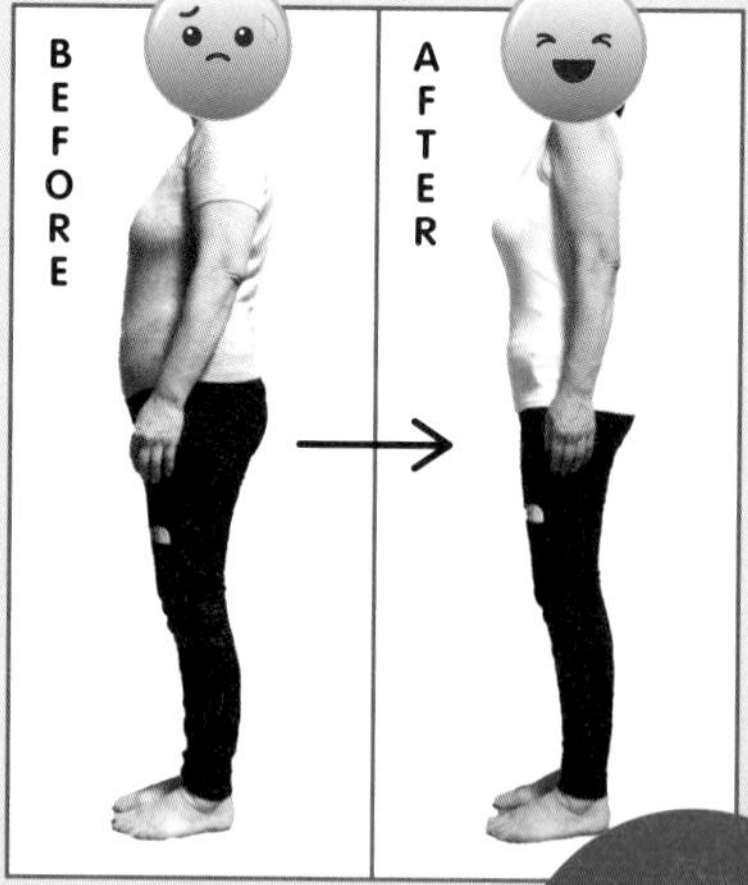
BEFORE
AFTER

2カ月で
体重
－6kg

うちだ's Advice

歩くときは大股で、また巻き肩が強かったので、上半身をメインにストレッチをすることを助言。腕や背中がすっきりし始め、骨盤の位置も整ってお腹も引っ込んだと思います。

姿勢がよくなり体を動かしやすくなりサイズダウン、腰痛も改善しました

Kさん（54歳）

『腰痛、背中のハリ、五十肩、テニスひじ、ひどいむくみと次々と体のあちこちが痛くなり不安だったときに、“痛みが起こらない体にする”といううちだ先生の考えに共感してオンラインレッスンに参加。2回目にして30年ぶりに前屈で指先が床につき、3カ月目には疲れにくくなり、はけなかったパンツをはけるようになりました』

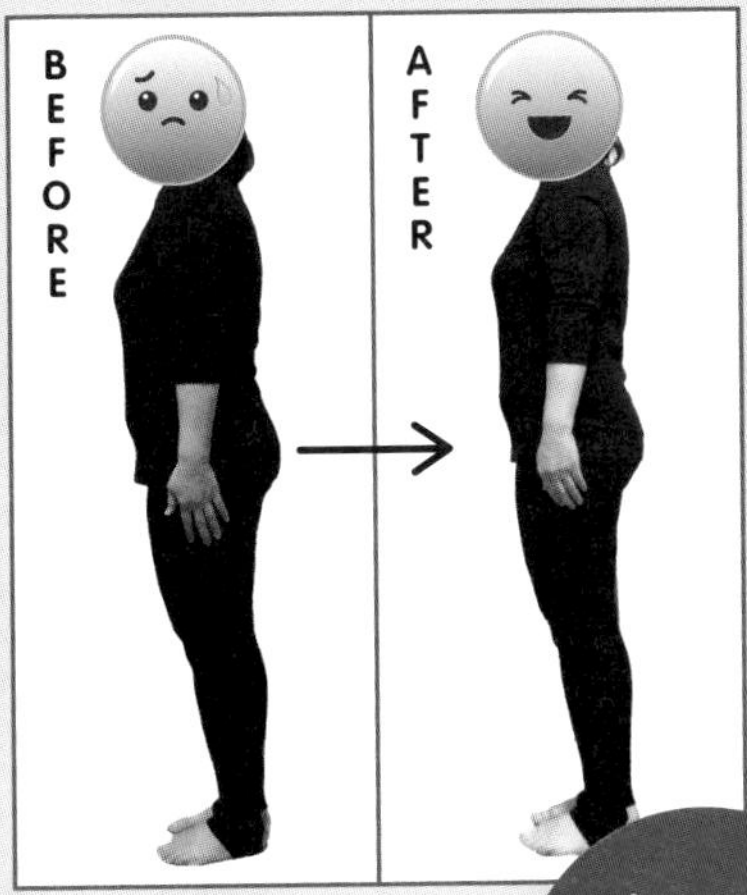

3カ月で
ウエスト
−3㎝
腰痛解消

うちだ's Advice

お尻が硬く骨盤の動きが悪かったので腰痛ケア（p.28〜参照）を、首や肩の力みが強かったので二の腕・背中のケア(p.70〜参照)を指導。姿勢が驚くほどよくなりましたね。

まわりの人から姿勢がきれいって褒められるようになりました

Uさん（49歳）

『腰、背中、座骨まわり、足首と痛いところだらけでしたが、骨膜ストレッチを始めてから痛み止めを飲まなくてすむようになり、整体院も卒業。ストレッチは筋トレのようにきつくないので、隙間時間にする習慣がつき、姿勢がよくなりました。またウォーキングの習慣もよかったようです。いすの座り方、仕事中の姿勢を特に注意したことで姿勢改善につながりました』

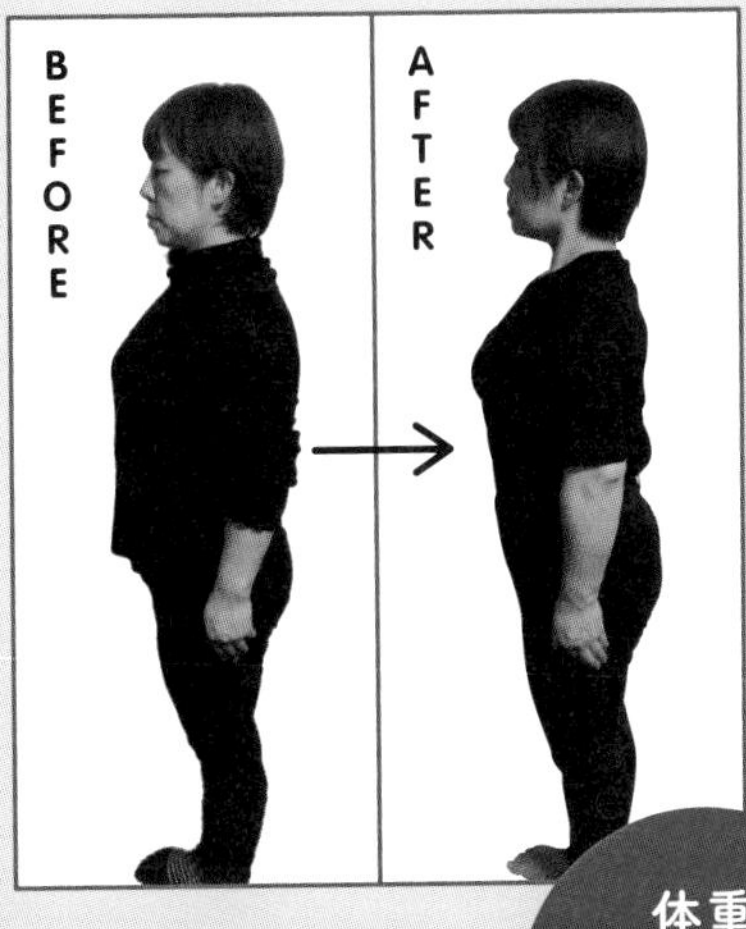

3カ月で
体重
−5kg
腰痛改善

うちだ's Advice

骨盤・肩甲骨ともに硬かったので腰痛ケア（p.28〜参照）と二の腕・背中ケア（p.70〜参照）をすすめました。コツコツ継続したことで、姿勢がよくなりました。

オンラインレッスンでやせてコルセット生活を卒業しました

Mさん（51歳）

「食事制限はせず、仕事中、エレベーターや信号の待ち時間などの隙間時間や時間に、余裕があるときは、うちだ先生のインスタのアーカイブを見直しながらケア。加えて週1回のオンラインレッスンに参加し、ウォーキングはできる範囲で。無理せず続けたことで徐々にやせました。施術、オンラインレッスンを受けて、腰痛、肩コリが緩和し、接骨院通いも卒業しました」

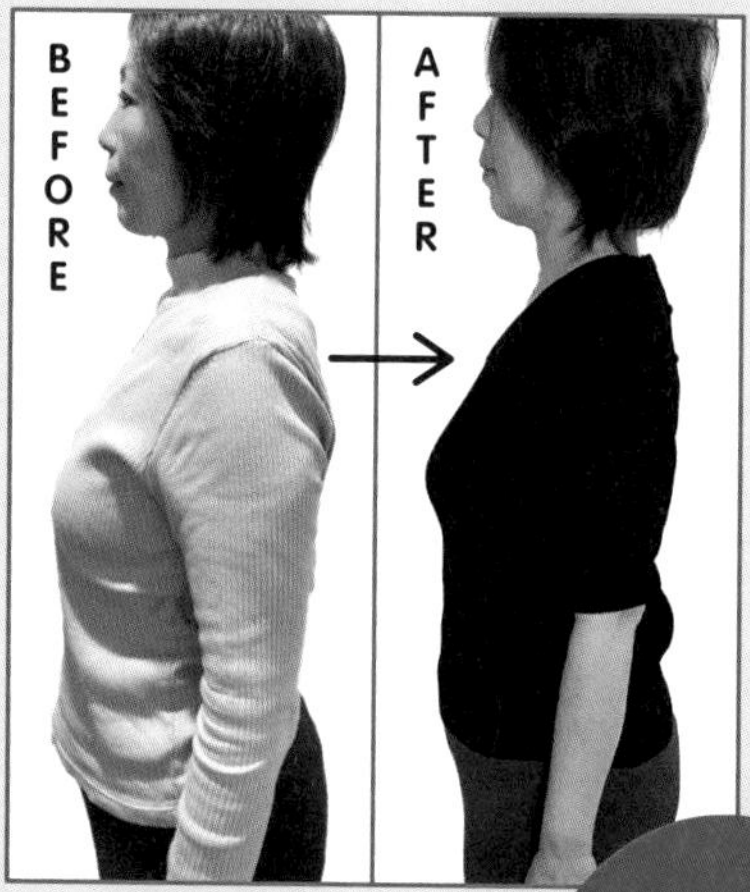

3カ月で
体重
－6kg

うちだ's Advice

巻き肩の影響で腕のハリが強く出ていたので二の腕・背中ケア（p.70～参照）をメインに指導。明らかに肩の位置が変わったところで肩コリ解消の実感が強かったと思います。

座る・立つ姿勢を意識するようになって体のラインが変わりました

Tさん（70歳）

「猫背を直し、体の厚みを薄くしたいと思い施術を受けました。1回で体に変化があったのでそれを継続したくてオンラインレッスンを楽しく受講するようになりました。体重は－1kgですが、体のラインがすっきりしました。また、こむら返りがなくなる、低山ハイクで疲れにくくなるなど体に明らかにいい変化が出ました。運動嫌いな私がテレビを見ながら毎日ストレッチをしています」

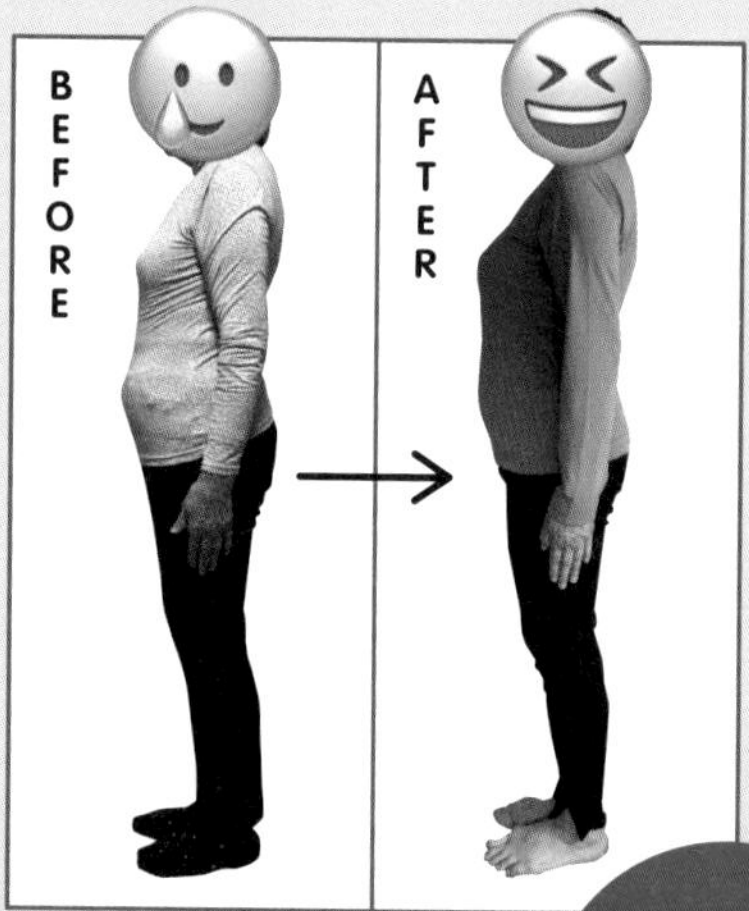

体の厚み軽減
疲労軽減

うちだ's Advice

骨盤の動きは腰痛のケア（p.28～参照）、肩や肩甲骨の動きは二の腕・背中のケア（p.70～参照）をメインに指導。姿勢が整い体が使いやすくなったようです。

腰痛解消と脚やせのストレッチが最強です

Dさん（47歳）

『1年で12kgの減量に成功しました！　しかも食事制限などはほとんどしておらず、朝昼夜の1日3回、うちだ先生の動画を観ながら合計30分のストレッチだけ。腰痛もよくなり脚やせもかなったのはお尻まわりのストレッチのおかげ』

下半身中心のケアでぽっこりお腹がすっきり

Cさん（42歳）

『うちだ先生のオンラインレッスンを始めて２週間、なんと！ぽっこりお腹と肩コリが改善されてきました。レッスンの内容は脚やせ（p.96～参照）が中心でしたが、バランスよく立てるようになったのでお腹がすっきりしたように思います』

続々と喜びの声が届いています！

たった1回で変化!!脚の運びがスムーズに

Aさん（40歳）

『マッサージの仕方が甘い、体が硬いのに必死にストレッチなど、自分の都合でケアしていた点を改善。深くしっかりとマッサージし、リラックスしてストレッチすることを意識したら、脚がスムーズに動き、背が伸びたような感覚になりました』

毎日続けることが大切。そのおかげで変化を実感

Fさん（50代）

『食事をしているときに、以前はあごがはずれるような音がして不安に思っていました。ところが顔のマッサージをするようになってからそれがなくなったのです！　あごの関節がきちんとはまったんでしょうね。小顔効果も期待したいです』

おわりに

「人生は有限、生涯好きなことを続けられる体へ」

施術をしながら全国を回るとともに、
オンラインで月4回、オフラインでも月2回整体教室を行っています。
そしてうれしいことに、みなさまからたくさんの喜びの声が届いています。

「今までの腰痛が嘘みたい」
「つらい肩コリがよくなる瞬間を始めて知った」
「ぽっこりしたお腹が引っ込んだ」
「体重が減った」
「長時間歩いても疲れなくなった」……

人の役に立ちたいと思い、整体師になった私にとっては身に余る喜びです。
そもそも私が整体師になったきっかけは、18歳のときの体験にさかのぼります。

友達と海へ遊びに行った翌日、突然の激しい頭痛に見舞われ、のたうちまわっているうちに意識を失いました。

幸いにも帰宅した母によって、病院へ運ばれたものの……。

意識が戻らない日が続いたのです。

家族のだれもが諦めかけたとき、

ふと目を覚ましたときには倒れてから丸2日もの時間が過ぎていたことを知りました。

この臨死体験をしたことで、命の大切さを知るとともに、人生が有限であることを実感。

それならば、人の役に立つことをしたいと思い整体師の道を選びました。

痛い、つらいといった体の悩みから解放されて、

生涯、健康で好きなことを続けてほしいと思っています。

本書がその一助になれば、これほどうれしいことはありません。

本書を選んでくださったみなさまが体が変わることを実感し、

自分の変化に気づき、実りある人生が送れるようになることを願って。

ますます充実した日々を過ごせますように。

令和5年8月吉日　うちだゆうじ

うちだゆうじ

柔道整復師。「旅する整体師」としてあえて整体院には所属せず、地域に出向き1万人以上を治療。一度のマッサージとストレッチ指導で違いが実感できると評判に。通い詰める必要なし、おうちでできる「骨膜ストレッチ」の伝道師として活動している。

Instagram　@seitaitrip_uchida

「筋《きん》膜《まく》」より深《ふか》い「骨《こつ》膜《まく》」にアプローチ

すごい 骨《こつ》膜《まく》ストレッチ

2023年 8月31日　初版発行
2024年 9月25日　5版発行

著者　うちだゆうじ
発行者　山下 直久
発行　株式会社KADOKAWA
〒102-8177　東京都千代田区富士見2-13-3
電話 0570-002-301(ナビダイヤル)
印刷所　TOPPANクロレ株式会社
製本所　TOPPANクロレ株式会社

●お問い合わせ
https://www.kadokawa.co.jp/(「お問い合わせ」へお進みください)
※内容によっては、お答えできない場合があります。
※サポートは日本国内のみとさせていただきます。
※Japanese text only

定価はカバーに表示してあります。

ISBN 978-4-04-606444-8　C0077